他是憂鬱，不是失智了

老年憂鬱症，難以察覺的心病

和田秀樹——著
楊詠婷——譯

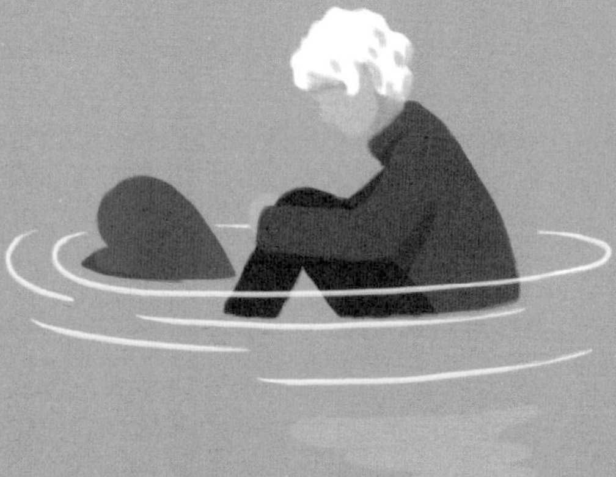

目錄

審訂序　銀色光芒的守護者，老年精神科醫師　蔡佳芬　008
作者序　別把憂鬱當失智，錯過黃金治療期　和田秀樹　014

序章　居然有這麼多憂鬱症老人——被忽視已久的心病

難以察覺的老年憂鬱——百萬名憂鬱症老人完全被忽視　020
老年人的身心連結要強烈許多——內科住院患者有兩成罹患了憂鬱症　023
上了年紀原本就會失去活力？——老年憂鬱症常被誤解為自然的老化　026
是阿茲海默症？還是老年憂鬱症？——同樣是健忘，差別在於「病識感」　029
生理性的變化是重要成因——腦梗塞、血管型失智症易引發憂鬱症　031
老年人是自殺的高風險族群——老年和憂鬱，是導致自殺的重要因子　034
老人自殺是可以預防的——積極防治憂鬱，降低了近八成自殺率　038
注意憂鬱症的連鎖效應——自殺者遺族會在自責中痛苦掙扎　041

contents

第1章 其實是生理性疾病——老年人的體質變化

老年憂鬱症是生理性疾病——血清素會隨著年齡增長逐漸減少 046
老年憂鬱更容易以藥物治好——生理治療比心理諮商更有效果 049
老年人對自殺的親切感較高？——過了六十五歲，自殺率仍不斷升高 052
憂鬱症會引起「假性失智」——看起來像失智，其實並不是的疾病 057
失智症患者容易罹患憂鬱症？——兩者有所連結，最好合併思考 061
憂鬱老人拖下去容易變失智老人——大腦的機能性變化會成為器質性變化 064
除了憂鬱和悲觀之外——老年憂鬱有青壯年患者沒有的特定症狀 066
對環境的適應變得脆弱——身心的老化降低高齡者的承受能力 074
讓老人家保有「現在還能做的事」——減少環境變化造成的適應衝擊 078

第2章 總是不斷地面臨失去——讓老年人深陷憂鬱的心理

老化的心靈是如何運作的？——只要活著，就逃不開「失去的過程」 082
人生最大的壓力是喪偶——「夥伴不斷減少」，是老年人才有的體會 085

老年人失去了愛自己的能力——「無法愛變得如此糟糕的自己」 088
開始與「支持自愛的存在」死別——人際關係的分離，導致自愛喪失 091
自我認同、自我形象的低落——五感的衰退也會造成心理打擊 095
生病、失能、失智、沒錢……——老年人生活在各種不安之中 098
「與他人比較」沒有意義——自愛得不到滿足，精神狀態就會變糟 101
擺脫「對年老的否定」——現在是最需要老人力量的時候 104
耶穌體會過變老的感覺嗎？——東西方看待老人的思考差異 109

第3章 失智症、譫妄、憂鬱症——容易讓人誤解的老年症狀

充實的軟體VS.老舊的硬體——人生經驗豐富，大腦機能卻退化了 116
失智症、譫妄、憂鬱症——老年人最常發生的「3D」疾病 123
比失智症更像失智症——連醫生都容易弄錯的「譫妄」 125
近似「夢遊症」的意識障礙——譫妄發作時，會出現突兀言行 130
重新正確地認識失智症——有九成的患者，都會慢慢變安靜 133
失智症共有的核心症狀——換個角度看，「做得到的事還有很多」 137

《李爾王》是失智症的故事？——忠言逆耳的愛反而釀成了悲劇 141
失智症因人而異的周邊症狀——個人的性格、價值觀會造成不同反應 143
老年人為何會有妄想？——處於弱勢所產生的不安、混亂及焦慮 146
「可以責罵失智症患者嗎？」——就算被責罵，也馬上就忘了…… 150
漸受關注的「路易氏體失智症」——在幻視妄想、運動障礙之間反覆發作 152
更令人困擾的「額顳葉失智症」——無法抑制欲望，任意做出問題行為 154
出現妄想的「老年期精神病」——其他知能都正常，卻有某種執拗妄想 158
老年人的心理疾病有各種型態——產生妄想，並不代表就是失智 160
心理影響生理，生理影響心理——老年人症狀惡化的雙向模式 163

第4章 **治療老年憂鬱症——抗憂鬱藥物與認知療法**

「憂鬱症是心靈的感冒」？——極易陷入惡性循環的棘手疾病 168
及早治療，終止惡性循環——在憂鬱中走到生命盡頭，是最大的悲劇 172
憂鬱症的不可逆風險——長期置之不理，神經細胞將無法復原 175
憂鬱防治就是自殺防治——自殺不是個人選擇，而是被逼到絕境的死亡 177

避免製造「下一個自殺者」——對於自殺報導，媒體必須審慎自律 180
家屬要有相當的警覺性——注意老人家太早清醒、熟眠障礙的症狀 182
憂鬱不是因為心性脆弱——只要缺乏血清素，誰都會得到憂鬱症 184
老年憂鬱症的藥物治療——SSRI副作用較少，是突破性的抗鬱劑 187
新世代抗鬱劑不斷登場——SNRI、NaSSA都適合老年人服用 191
生理性的ECT電療法——美國治療老年憂鬱症的首要選擇 195
老年憂鬱症的心理治療——認知療法可以改變「看待事情的角度」 198
改善老年人的生活環境——設身處地，緩解他們的孤立情緒 201
照顧者也同樣需要支援——彼此扶持交流，善用社會照護服務 203

第5章 預防老年憂鬱症——應該具備的基礎知識

現在的老年人都比想像中年輕——預防老年憂鬱症的第一個基本概念 208
喜歡旅行的爺爺突然不想出門？——活動度降低，可能隱藏著憂鬱威脅 211
每個人都是憂鬱症預備軍——缺乏基本認知，才會對憂鬱症產生偏見 214
額葉老化讓想法僵化——越來越無法容許灰色地帶的存在 217

contents

培養「或許有可能」的思考模式——「專家絕對不會錯」，這種想法很危險 220
「忍耐」會使人老化——無論幾歲，都要誠實面對自己的欲望 224
人際往來、照顧孫子、社群軟體……——創造讓長者找到生活目標的環境 227
努力過著「有益大腦的生活」——防止引發憂鬱的生理性變化 231
吃粗食無法有效增加血清素——享用美食的幸福體驗，可預防情緒老化 233
抗老，同時也能抗憂鬱——保養臟器，對容貌和大腦都有助益 236
散步．運動．曬太陽——有意識地養成增加血清素的生活習慣 239
改變觀點，消除「認知扭曲」——停止二分法思考，放下滿分主義 241
自家附近有好的精神科嗎？——收集資訊做好準備，也是一種預防 244
醫生帶給老人家的心理撫慰——候診室裡都是健康老人，才是好醫院 246
找到一位「心靈的家庭醫師」——在超高齡社會美好生活的秘訣 250

編者附錄 252
• 老年憂鬱症的基礎知識
• 假性失智和失智症的差別

審訂序

銀色光芒的守護者，老年精神科醫師

台北榮總老年精神科主任　蔡佳芬

台灣這幾年正面臨快速老化的衝擊，在銀色海嘯帶起的浪潮之中，有許多人重視如何抗老，如何預防失智、延緩失能，唯獨對於這銀色海嘯下的黑色暗潮——老年憂鬱症，缺乏足夠的關注。

雖希望不老，但事實是我們每個人都會老、也會死，這是生而為人，都會經歷的過程。招牌大大寫著逆齡，但時常做的行為都只是匿齡。正如同作者透過自體心理學大師寇哈特的理論，提出了心理層面的詮釋，**倘若一個人因老化，而無法愛變得如此的自己，失去了愛自己的能力，就成了老年憂鬱的危險族群**。

會老是自然，但憂鬱不該是應然。國內外的研究都顯示，老年憂鬱症的診斷率和就醫率都偏低。他對事物失去興趣，你說那是因為牌搭子沒了。他退縮在家足不出戶，你認為只是膝蓋退化行動不便。不願正視罹患憂鬱症的可能，一味用「老化」這個因素來合理化種種蛛絲馬跡，就像是在難以攀越的高牆外，又塗上了迷彩防衛漆一般，讓帶著兵馬前來支援的友軍，連牆的裂痕在哪裡都找不著，只能徒呼負負。

我要再說一次作者在書中大力疾呼的重點：憂鬱症是可以治療的，憂鬱症是可以治療的，憂鬱症是可以治療的。雖然這是道高牆，幸好我們有槍彈武器，有時能破碎它。幸好我們有繩索長梯，多半能經過它。幸好我們有鑽洞機，不行起碼能繞過它。但首先，我們要能發現它。面對老年社會，應多多宣導憂鬱防治，共創無憂老化。

好老，好好地老。我也要強調作者再三重申的另一個重點：老年期追求的，不只是延長生命的長度，而是維持良好的生活品質，而在與生活品質相關的因素之中，憂鬱扮演了關鍵的角色。

心靈的家庭醫師／家庭的心靈醫師。作者在文末，建議大家在老年期都應該有個心靈的家庭醫師，來守護健康，從醫療老年憂鬱症著手，關注一個人的身心靈全面向，了解憂鬱與失智症之間的關係，了解憂鬱對其他身體疾患的影響，明白事物之間相互影響的道理，應用藥物與非藥物的各種方式，來協助憂鬱症的防治。

而我要在這裡提出另一個說法。在老年精神醫學的教科書中有句話，始終深印在我腦海裡——「老年精神醫學即是家庭精神醫學」（Geriatric Psychiatry is Family Psychiatry）。**讓我們從醫療老年憂鬱症患者開始，也支持並關懷他們的照顧者，不管是一同邁入老年的配偶伴侶，還是正值中年的子女，甚至是剛剛成年的孫子女，在銀色浪潮中，守護那粼粼波光。**

提早為老年人生多一份準備

老年醫學、安寧緩和專科醫師 朱為民

在老年醫學的學習中，都會強調老年人的精神問題一定要記得三個D，分別是Dementia（失智症）、Delirium（譫妄症）、Depression（憂鬱症）。這些年來治療老人家，我發現這三D之中，憂鬱症可能是最難被察覺的。因為老年人的憂鬱很可能只是呆坐在沙發上，無精打采地不太想說話，但憂鬱症已經悄悄上身了。這本書以平易近人的方式讓我們認識老年憂鬱症的種種現象和成因，提早為老年人生多一份準備。

建立正確認知，才不會延誤就醫

永平身心診所所長 陳亭秀

十年來從事基層精神醫療，發覺很多民眾對老年憂鬱症的了解都不夠，以致延誤了就醫。老年憂鬱症除了會造成老年人的認知功能與活動力下降、睡眠失調等，更重要的是常會以身體不適的症狀來表現，如全身酸痛無力、腸胃不適、沒有食欲、胸悶、胸痛等，患者到很多科別就醫檢查都找不出病因，最後來到精神科才發現是老年憂鬱。很高興有這本好書深入淺出地介紹了老年憂鬱症，真心推薦大家好好閱讀，對家中的長者有更正確的了解、更合宜的照顧。

董氏基金會心理衛生中心主任　**葉雅馨**

老年憂鬱非老化

「生日不快樂」是董氏基金會所推出的老年憂鬱防治宣導短片，片中的長者碎唸著「我是老糊塗了」、「最近老是睡不好」、「不知道為什麼要活這麼久」……多數人都會以為這是一般老化現象，而忽視它可能是老年憂鬱作祟。

老年憂鬱非老化，而且與失智有很大的不同，只要及早發現治療，就可恢復角色功能。在台灣，七十五～八十四歲的長者有八成可活動自如，八十五歲以上高達五成能自理生活，對於高齡者的照顧，我們往往直接聯想到長照，其實這是可以避免的。當我們發現老人家的活動度和自理生活能力降低，抱怨疼痛疲倦……不要只關注他們外顯的身體症狀，而忽略了內在的心理疾病。

本書詳盡說明老年憂鬱症的相關知識，讓我們知道如何幫助高齡者，而不是一味誤解他們對病痛的抱怨，甚至感到壓力與不耐。台灣將在二〇二五年成為超高齡社會，平均每五人就有一人是銀髮族，正確認識老年憂鬱症乃是當務之急，這是一本當前必讀必備的醫療保健好書。

高齡台灣應該重視的憂鬱黑潮

康健雜誌總主筆 **張曉卉**

從事健康醫療報導多年，對和田秀樹醫師語重心長的呼籲深有同感：「晚年罹患憂鬱症，可能在離開人世前，再也感受不到幸福快樂，是人生的悲劇。」一位老年精神科資深醫師說，常有兒女得知父母被診斷出老年憂鬱時，錯愕不解：「爸爸不缺錢、身體健康、我們常回家，對他那麼好，為什麼憂鬱？」

如果能選擇，沒人想得憂鬱症。它是大腦老化、生理和心理因素交互作用的結果。還好，它有藥可醫，可以康復。台灣現有三三〇萬名高齡者，以老年憂鬱症盛行率二〇%推估，至少有六十多萬老年人正陷落抑鬱深淵，唯有更多人認識這個精神流行病，才有機會協助長者們走出情緒黑潮，這本書做到了。

作者序

別把憂鬱當失智，錯過黃金治療期

和田秀樹

老年憂鬱症是非常重要的疾病，卻未受到一般大眾太多的重視。

自一九八八年冬季服務於日本當時僅有三所的老人專門綜合醫院之一「浴風會」以來，我就將自己定位為「老年精神科專科醫師」。

目前我所任職之處，是一所擁有三間居家醫療中心，雖然隸屬都會區卻兼顧地方醫療、並積極推動到府看診的大型醫療機構，加上在老人自費安養中心負責心理輔導工作長達十五年，我算是累積了不少臨床經驗，也從中得出了一些感觸。

其一，大家聽到老年精神科醫師，就會直接認定是「失智症專家」。但很遺憾的現實是，失智症的治療僅止於周邊症狀（參照本書143頁），核心症狀仍未有根本的治療方法。

相較之下，老年憂鬱症對藥物治療的反應十分良好，痊癒的機率也很高。雖說如此，害怕失智症而上門求診的患者及家屬源源不絕，因罹患憂鬱症自主前來求診的老年人、或是家屬擔心長輩得了憂鬱症而帶來求診的狀況，卻極為稀少。

反倒家屬以為是失智症，將長輩帶來診斷後發現其實是憂鬱症，這種情形壓倒性地居多。

年過八十五歲，大約有三〇%的老人符合失智症的診斷標準，但若是高齡前期（未滿七十五歲），則大約只有一～二%左右而已。相對地，在歐美的各種國民調查報告中，卻有五%的老年人符合憂鬱症的診斷。

也就是說，當高齡前期的老年人失去活力和興致、記憶及智力衰退，被認定出現「失智」的症狀時，當中有七到八成的人很可能是罹患了憂鬱症。

很遺憾的是，目前專門治療老年人的精神科醫師極為稀缺。也因此，全日本約有一四〇～一五〇萬的老年憂鬱症患者，大多數都沒有接受正式的治療。各種悲劇也因而發生。

日本是眾所皆知的自殺大國，但各位知道在自殺人口中有多少老年人嗎？七十歲老人的自殺率高於六十歲，八十歲又高於七十歲，而在所有自殺人口中，老年人就占了其中的四成。

而當我們透過各種自殺防治宣導，將老年憂鬱症確實納入醫療體系，給予適切處置後，便發現老年人的自殺案例戲劇化地大幅減少了。

失智症是當前社會的熱門話題，也是媒體關注的焦點，但是**相較於失智症，治癒率高、致死風險也高的老年憂鬱症，更應該受到重視**。這也是我寫作本書的最大動機。

基本上，老年憂鬱症的問題不太為人所知，也與缺乏老年精神科專科醫師的現況有關。只有讓更多人了解老年憂鬱症，並且對這個病症具備足夠的敏感度，才能幫助更多老年人、進而拯救他們的性命。

再者，在診療了這麼多老年患者後，我深深覺得，在晚年階段得到憂鬱症，可以說是「人生的悲劇」。

雖然失智症是「誰都不想得到」的可怕疾病，但就失智症的老年患者本身而言，他們最終會遺忘所有不快樂的事，知能上的退化意外地使他們經常處於高度的愉悅狀態（Euphoria，欣快症狀）。

相較之下，如果晚年罹患了憂鬱症，又得不到治療，就只能到過世前都活在抑鬱之中，再也感受不到幸福或快樂。

然而，這種悲慘的狀態是可以用藥物治療、改善的。

基於這些感觸，我將老年憂鬱症的宣導及治療視為畢生的職志。如果這本書能為這些受苦的老人家提供些許助力，就是我身為作者最大的榮幸。

在此，也對辛苦編輯本書的PHP新書出版部伊藤雄一郎先生、五反田正宏先生致上深深的謝意。

序章

居然有這麼多憂鬱症老人

——被忽視已久的心病

老年憂鬱症除了有以身體症狀表現的「假性憂鬱」，

也經常出現「假性失智」的狀態，容易被誤認為失智症。

而老人家就算變得比平常更沒精神，開口閉口總是抱怨，

或者缺乏食欲、睡眠斷斷續續，

也經常會被當成只是自然的老化現象。

太多老年人被這些看似理所當然的症狀耽誤，

沒有人發現他們其實已經罹患了憂鬱症。

難以察覺的老年憂鬱

——百萬名憂鬱症老人完全被忽視

「世上還有哪一種疾病，患者人數如此龐大，卻幾乎完全被社會忽視？」——這就是我對「老年憂鬱症」最真實的想法。

我正式踏入「老年精神醫學」這個領域，是從一九八八年十二月任職於浴風會醫院（東京都杉並區）這所老人專門綜合醫院開始。迄今為止，我在這個領域已鑽研了二十四年，而最令我不可思議的是，日本明明有那麼多腦科學相關學者，但老年精神醫學的專家卻連二、三十位都不到。

當然，有些大學附設醫院的精神科會開辦「高齡門診」或「健忘門診」，但真正能夠診治老年憂鬱症的老年精神醫學專家，卻屈指可數。

大家是否知道以下這些統計數字呢——

從幾個依照「DSM-IV-TR」診斷準則（《精神疾病診斷與統計手冊》第四版；*The Diagnostic and Statistical Manual of Mental Disorders*；簡稱DSM）❶對地區居民所做的調查統計（調查當時多使用第三版）中，可以得知大約有五%的人口患有「憂鬱症」，如果再加上「情緒低落」的狀況，甚至高達一〇～二〇%。

同時根據二〇一一年《高齡社會白皮書》的資料，日本到二〇一〇年十月一日為止，六十五歲以上的老年人口是二九五八萬人；配合先前的統計，可以推算出日本大約有一四〇～一五〇萬名的老年憂鬱症患者。

數年前，日本正式就醫的憂鬱症患者突破了一〇〇萬人，在當時還蔚為話題。不過根據WHO世界衛生組織推測，日本的憂鬱症患者應該有三七〇萬人左右，也就是說，這三七〇萬人之中，老年患者就占了一四〇萬人以上。

再根據日本厚生勞動省依年齡所做的統計，因憂鬱症、躁鬱症（雙極性疾患）而接受治療的一〇〇萬名患者中，六十歲以上大約占了四成，這其中雖然包含了非高齡（六十五歲以下）的患者，所以多少有些誤差，但基本上還是符合先前所提過的比例。

光是聽到四成這樣的比例，或許已經有很多人大感心驚，更可怕的是，這僅僅是表面上的數據而已。如果六十歲以上的憂鬱症患者實際就醫的人數約四〇萬人，就等於有一百萬名老人明明罹患了憂鬱症卻未被關注，甚至完全受到忽視。❷

---

❶編註：在美國與其他國家最常用以診斷各種精神疾病的指導手冊，迄今已歷經五次改版。

❷編註：目前推估台灣的老年憂鬱症盛行率約為二〇%，等於每五個老年人就約有一人罹患憂鬱症；另一項可供參考的資料，則是健保資料庫中目前服用抗憂鬱藥物的老年人約有十二%，當然也有許多人尚未就醫、或是就醫但不願用藥。

老年人的身心連結要強烈許多

——內科住院患者有兩成罹患了憂鬱症

會開始注意到憂鬱症老人，是因為我發現，老年患者即使是由於肺炎或心肌梗塞等內科疾病住院，最後都有兩成左右的人會罹患憂鬱症。

老年人的身心連結要比年輕人強烈許多。換言之，當他們的身體有狀況，心靈就容易跟著出問題；同樣地，當他們的心靈生了病，對身體也容易造成惡劣的影響。

在住院過程中，罹患憂鬱症的老年患者是否得到妥適的精神科治療，會對內科的治療造成截然不同的效果。一個可能無法進食、日漸衰弱；一個可能治好疾病、身心健康地出院，兩者天差地別。

「內科患者若在住院期間罹患憂鬱症，住院期會延長一倍以上。」——這是聖路加國際醫院腫瘤精神科主任保坂隆所提出的調查報告。

特別是老年患者，一旦他們的憂鬱症得到良好的照護，整個治療過程都會有所不同。光是讓精神科醫師進駐住院大樓，現狀就會有所改變；精神科醫師的存在，對老年患者的治療大有助益。

先前我所任職的浴風會是一間約有三百張病床的綜合醫院，當中有五十床位於精神科大樓，而且主要是封閉式病房。這是因為失智症患者會四處走動，如果不小心走出病房，很容易就會迷失方向。

另外的二百五十床是提供給內科或整形外科等其他科別的患者，其中通常約有五十名患者需要與精神科合併診療。由於院內有四名精神科醫師，還算照護得過來。至今為止，浴風會一直是日本僅有的三所老人專門綜合醫院之一，對老年患者來說是非常友善美好的環境。

一直到最近，日本的醫療環境仍是以「為活躍的勞動主力提供最佳治療，使其能以最快速度重回職場」為目標，才會如此欠缺可以為高齡者提供周全診療的醫師。

然而，如今日本的高齡人口已急遽增加，在住院患者中占了六成；也因為如此，許多因內科疾病或受傷住進一般醫院的老年患者，要是在住院期間罹患了憂鬱症，往往未能獲得正確的診斷。

包括住院人口在內，有相當多的老年人就算出於各種原因就醫，他們的憂鬱症等精神症狀還是很有可能未被察覺，而錯過接受適當治療的機會。即使這個結果是諸多因素所造成，但確實是非常重大的問題。

上了年紀原本就會失去活力？

——老年憂鬱症常被誤解為自然的老化

除此之外，還有另一個值得關注的重點——大家聽過「疑病症」嗎？比方說，老年患者經常會抱怨自己有「腰痛」、「胸悶」或「無法呼吸」等各種症狀，去醫院檢查卻找不出任何異常，因此被診斷為「疑病症」，但這時若給予憂鬱症藥物，往往就能改善。

而這種狀況要是發生在年輕人或中壯年身上，則是所謂的「假性憂鬱」。

「假性」這兩個字聽起來有點像「裝病」的感覺，經常招來誤解。事實上，**「假性憂鬱」大多是憂鬱症的前期狀況（類似近視前的「假性近視」），明明處於憂鬱狀態，卻未有太多抑鬱、焦慮、沮喪等精神上的病徵，反而是身體出現各種不適的症狀。**

如今的現實是，即使有許多老年人一看就知道是「假性憂鬱」，卻沒有人發現。為了找出身體不適的原因，他們只能在各家醫院之間不停輾轉，最後變成「逛醫院症候群」的一員。

「逛醫院症候群」不只是醫療浪費高居不下的主因，過度給予不需要的藥物也容易造成副作用。如果能更加重視憂鬱症老人的問題，積極進行治療，應該就能大幅降低醫療成本。

每二十人就有一人罹患，這個比例應該讓老年憂鬱症成為更切身的疾病，但隨著年齡增長，就算「變得比平常更沒有精神」、「消極懶散」或「缺乏食欲」，也經常自然而然就被歸因為是老化的現象。

我看過太多患者被這些看似理所當然的症狀耽誤，沒有人發現他們其實已經罹患了憂鬱症。

詳細內容後續會再說明，事實上，老年憂鬱症除了會有以身體症狀表現的「假性憂鬱」，也經常出現「假性失智」的狀態，容易被誤認為是失智症。

憂鬱症除了會讓人失去活力、變得消極，另一個明顯的特徵就是注意力難以集中，對外界的動態毫無興趣。

年輕的憂鬱症患者，雖然同樣會對自己周遭的一切漠不關心，記憶力卻不會嚴重衰退，而高齡患者則不一樣。

隨著年齡增長，原本就會因為生理的老化造成記憶力衰退，這時如果再對外界失去關注，記憶力更會一落千丈，出現明顯的痴呆狀態——這就是「假性失智」。

是阿茲海默症？還是老年憂鬱症？

——同樣是健忘，差別在於「病識感」

像「健忘門診」這類與失智症相關的門診，大都是家屬擔心長輩的狀況，而帶本人前來就診。這時，家屬經常會提到老人家「最近突然連手機都不會用了」，或是「每次出門都買一樣的東西回來」等各種令人困擾的問題。

阿茲海默症這種失智症的特徵之一是「缺乏病識感」，所謂的「病識感」，就是「患者對自己健康狀態的知覺能力」。

最容易理解的例子，就是當思覺失調症的患者被幻覺糾纏，出現「自己正被超能力者追殺」的妄想時，無論別人再怎麼告訴他們「你想太多了」或「不可能有這種事」，他們仍然會堅持：「我沒有生病，奇怪的是你們！」

像這樣缺乏病識感的情況，是思覺失調症最特出的症狀，也是阿茲海默症的重要特徵之一。

因此，如果狀況明明很嚴重了，被家屬帶來就診的老人家卻沒有病識感，仍然堅持「自己沒有痴呆」、「只是健忘了一點而已，年紀大了都是這樣」，或者「是周遭的人太大驚小怪」，罹患阿茲海默症的可能性就很高。

另一方面，有些人則是擔心自己而主動求診，最常見的憂慮就是：「我最近健忘得很厲害，是不是得了阿茲海默症？」

如果是先前所提的憂鬱症造成的假性失智，患者會對健忘感到不安，一直不停地擔憂「自己是不是有問題？」；但真正的失智症患者，對自己的健忘是不會有感覺的。

當然，主動前來就診的老年人當中確實有些是罹患了阿茲海默症，但老年憂鬱症患者占了相當比例卻是不爭的事實。

記憶力衰退明明是憂鬱症造成的，卻被誤認為失智，還被開了抑制阿茲海默症症狀的藥物愛憶欣（Aricept），這樣的老年患者絕對不在少數。原本只要給予憂鬱症藥物就能明顯改善症狀，卻因此錯過了關鍵的治療時機。

生理性的變化是重要成因
——腦梗塞、血管型失智症易引發憂鬱症

我有一個學生的親人，最近出現了輕微失智的症狀，接受ＭＲＩ磁振造影檢查後，被診斷出是多發性腦梗塞併發的血管型失智症，但是患者身體衰弱、食欲不振的情況非常嚴重。

我的學生因此詢問醫生：「我知道家人是多發性腦梗塞，但會不會也有憂鬱症的問題？」

醫生於是回答：「啊，這也是有可能，不然吃藥看看吧？」而服用了醫生開立的憂鬱症藥物之後，患者的症狀有了明顯改善。

一旦發生腦梗塞後遺症或多發性腦梗塞，就很容易引發憂鬱症，這對經常

診斷老年患者腦部疾病的醫生來說，是再普通不過的常識，卻少為一般人所知。

許多人都以為，老年人之所以會罹患憂鬱症，是因為心理反應過於脆弱，但最主要的成因，其實是老化造成的腦部退化、或是神經傳導物質減少等「生理性變化」。

阿茲海默症的患者在發病初期，約有兩成會被確診同時罹患了憂鬱症。**老年憂鬱症是最常伴隨腦梗塞後遺症及血管型失智症而生成的危險疾病，卻被掩蓋在腦梗塞或失智症等駭人病名之後，直接被忽略無視。**

不過，即便是伴隨阿茲海默症出現的憂鬱症，憂鬱症藥物對患者也能發揮明顯的療效。

換言之，並不是處於阿茲海默症狀態就治不好憂鬱症，患者只是罹患了「阿茲海默症＋憂鬱症」兩種疾病，因此即使只針對憂鬱症進行治療，也經常可以見到病況明顯好轉。

在阿茲海默症初期，患者在日常生活中的必要能力並不會退化太多，只要能夠治好憂鬱症，就會恢復成只是健忘有點嚴重的普通老人家。

不過是如此，我卻被許多患者家屬宣揚成傳說中「可以治癒失智症」的名醫，說起來真是有點汗顏。

從另一方面來說，明明只要好好治療就能痊癒，卻由於一般人缺乏認知，導致那麼多憂鬱症老人受到忽視，就知道這是多麼嚴重的問題了。

老年人是自殺的高風險族群
——老年和憂鬱，是導致自殺的重要因子

關於老年憂鬱症的問題，我覺得最需要重視的還是老年人的高自殺率。**自殺率會隨著年齡升高，在世界各國是共通的現象。或許是受到大腦神經傳導物質減少的影響，憂鬱症老人也更容易想不開，而選擇輕生。**

實際上，我曾經有過一次慘痛的經歷。

那應該是我剛到浴風會醫院任職一、兩個月的事，在當時的住院患者中，有一位出現疑病症症狀的老媽媽，因為狀況改善而一度出院。

之後她再次住院，我按照先前的治療方針為她診治，但是當天她就在住院大樓裡上吊自殺了。發現此事的護理師心想不能隨便移動遺體，就一直保持原狀。由於我是她的主治醫師，所以直接被叫到了現場，由我親手將她的遺體放

下來。

這對我來說是極為衝擊的體驗，我的情緒陷入谷底，甚至想著「乾脆辭掉精神科算了」。之後，院內開了一場類似反省會的討論會，資深的前輩給了我許多建議。

「面對老年患者時，首要之務就是不能忽視憂鬱症的可能性。」——這是我從切身體會中學到的教訓。

自此之後二十三年，我再也沒有讓任何一個患者自殺身亡，這是我身為醫師最大的驕傲。

一般來說，「精神科醫師會經歷多少患者自殺」，可以從統計數據中大致得出。全日本一年間三萬三千名自殺人口中，約有七千名是憂鬱症患者。其實根據研究，自殺人口中罹患憂鬱症的應該有二萬五千人，這七千名是已就醫卻仍然自殺的人。

另一方面，日本國內的精神科醫師約有一萬二千名，這樣計算下來，等於一名醫師每兩年就要經歷一次患者的自殺。

回首過往，其實我會選擇成為精神科醫師的原因，是我以為這是患者最不會死亡的醫療科別。

讀者中應該有不少人知道，我在就讀醫學院的六年內，曾經做過補習業、學生寫手、拍過電影，還當過偶像的製作人。當時，我覺得這麼不務正業的自己要是成為直接左右患者生命的內科或外科醫師，那可就糟糕了，因此才選了感覺最無害的精神科。

然而，就算是專業精神科醫師，還是每兩年就要經歷一次患者的自殺。

當然，這其中有許多複雜的因素，不能全歸因於醫療上的缺失，但醫生是否認真地診治病患，仍然會使結果大有差異。

在那次悔憾的經驗之後，這二十三年來我的患者再也沒有人自殺，而當我以此為傲時，總會有人揶揄：「那是因為你只看老年患者吧？」

別說傻話了，只要看看統計就知道，在三萬三千名自殺人口中，有將近四成、約一萬二千人都是六十歲以上的老年人。❸

由數據可知，老年人真的很容易自殺。

然而，旁人卻以為「只看老年患者就不會碰上自殺」，實在與我的本意背道而馳。能有這樣的成果，是因為我非常認真、盡責地去理解和治療患者，才使他們免於自殺的危險。

❸編註：在台灣，根據衛生福利部統計，二〇一九年的自殺死亡人數中有將近四分之一是六十五歲以上的長者，而憂鬱傾向是造成自殺的首要原因。

老人自殺是可以預防的
——積極防治憂鬱，降低了近八成自殺率

就自殺的問題而言，年輕的自殺者擁有體力及行動力，因此無論醫師再怎麼努力，有時還是無法阻止悲劇的發生。然而，如果是老年人自殺的情況，只要付出努力就能獲得可喜的防治成果。

以「自殺防治成功範例」聞名的日本新潟縣東頸城郡松之山町（現在的十日町市），當地所採行的措施甚至得到了國際自殺防治學會的表彰。

先前提過，老年人的自殺率原本就居高不下，松之山町在實行自殺防治措施之前，根據一九八五年的統計，大約每十萬人就有四百三十四人自殺，將近是全國平均數的九倍。

針對這個情況，松之山町在新潟大學的精神科醫師與新潟縣精神保健中心

帶領之下，努力實行自殺防治措施，在二〇〇〇年成功將老年人的自殺人數減為九十六人。雖然仍高於全國平均數，但是能讓老年人的自殺率降至原先的四分之一以下，已經算是相當理想的成效。

這個成功範例的具體實踐過程，是在被選為實驗地區的東頸城郡六町村進行「老年憂鬱症」的醫學調查，然後針對憂鬱症採取「早期發現、早期治療」的措施。

即使到現在，一般人對精神科治療還是頗為排斥，而老年人的抗拒心態尤其明顯，他們常會否認「自己有憂鬱症」或是「需要精神科的協助」。

因此在六町村進行的治療，是以最親近老年患者的內科醫師為主力，讓負責「基層醫療」（primary care，在第一線接觸病患的醫護人員，可提供後續或轉介其他專科醫師的醫療）的地區醫師，一邊接受精神科專家的協助，一邊維護老年人的心理健康。對於有高自殺風險的憂鬱症老人，則會有公共衛生護理師定期到府訪視。

這次的調查發現了一個問題，那就是**該地區的高自殺率，確實與老年人較為**

孤立，以及認同並肯定自殺的文化背景成因有所關連——也就是覺得「自己既然沒用了，就沒有必要活著」的想法。

因此，除了努力讓每個憂鬱症老人都能接受細心的照護與治療，**更重要的是幫助他們改變觀念，讓他們理解——「老人只要活著，就已經有其價值」**。

經過努力的防治宣導，六町村實驗地區的老年人自殺率降低了將近八成。

雖然醫療界對於「自殺是否可能防治」仍時有質疑之聲，但這次的活動證明了老年人自殺確實是可以預防、減少的。

注意憂鬱症的連鎖效應

——自殺者遺族會在自責中痛苦掙扎

親人的過世，對在世者而言是非常重大的打擊。

因為癌症或車禍等意外去世雖然會造成衝擊，但親人若死於自殺，自殺者遺族遭受的心理創傷會更為深刻。想想看，某個早晨，自己跟平常一樣去叫爺爺起床，卻發現他已經在房間裡上吊自殺了，這對家人來說會是多麼巨大的傷痛，簡直令人難以想像。

或者，在家鄉獨居的年邁父母突然自殺了，身為子女想必會極度痛苦，懊悔自己「應該要更常回去探望爸媽」，或是「為什麼沒在事態演變至此之前發現異狀」，導致往後的人生一直活在自責之中。

高齡老人的子女大多處於四十到五十幾歲的年齡層，本身即是「憂鬱症的好

發世代」，而父母的自殺很可能成為憂鬱症的引爆點，讓他們緊接著成為急需治療的重鬱患者。

還有一些人則會有嚴重的創傷後壓力症候群（PTSD），每次回想父母自殺時受到的衝擊，就會陷入恐慌。

如果一年間的自殺人口中約有一萬二千人是六十歲以上的老年人，那麼就有比自殺老人多出數倍的幾萬名家屬，會成為在痛苦中掙扎的自殺者遺族。

為了不讓自殺者遺族再增加，我們需要確實做好老年人的自殺防治，而在這之前，首先要解決的就是憂鬱症老人受到忽視的現狀。

只要身旁的家人能夠多關注老人家，一發現異狀便送他們到醫院就診、確認是否為憂鬱症，並在確診後立刻接受適切的治療，老年憂鬱症的治療效果就會比一般憂鬱症更理想。這是身為老年精神醫學專家、並且累積長期臨床經驗的我，在一開始就想向大家強調的重點。

然而，就如下一章起會詳述的內容，憂鬱症老人所呈現的各種症狀，經常會被視為「年紀大了所以也沒辦法」的結果。

比方說，每天清晨四、五點起床，半夜醒來好幾次的失眠症狀；或是明明以前常外出購物或旅行，現在卻興致盡失，每天都宅在家裡不出門等，也經常被「果然是老了」這種說法輕易地敷衍、忽視。

根據二〇一一年《高齡社會白皮書》的統計，日本已經進入全國人口有二三·一%，亦即大約每四人就有一人是六十五歲以上高齡者的時代，而且今後高齡者的人數還會持續增加，因此一般大眾也必須對老年憂鬱症有更充分的了解。❹

❹編註：根據二〇一八年最新資料，日本的六十五歲以上老年人口占總人口比例為二七·七%；台灣則占一四·〇五%，每七人就有一人是老年人，已正式進入高齡社會。

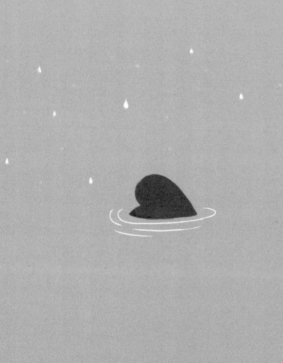

第1章

其實是
生理性疾病

── 老年人的體質變化

老年憂鬱症有更大程度是「生理性疾病」，
因為神經傳導物質「血清素」隨著年齡增長而減少所導致。
憂鬱症患者會對外界失去關心，注意力也變得散漫，
再加上生理退化，老年人的「記憶障礙」會更為明顯，
而且常出現妄想，於是就會被認定「啊，是老年痴呆了」。
如果沒察覺老人家得的是憂鬱症，還一直當成失智，
憂鬱的症狀可能會逐漸惡化，變得更難以治療。

老年憂鬱症是生理性疾病

——血清素會隨著年齡增長逐漸減少

這幾年來，我不斷在各地反覆宣導並說明一件事——心因性反應所造成的憂鬱症雖然並不少見，但**憂鬱症有更大程度是「血清素」（serotonin）這種神經傳導物質減少所導致的「生理性疾病」**。

不像過去某位日本自民黨大老所說的，憂鬱症是「軟弱的人才會得到的疾病」（第四章會再詳述），一個人無論心性是否堅強、性格是否活潑開朗，會得到憂鬱症的時候就會得到。

那麼，「血清素」又是什麼呢？血清素與負責傳達快樂、喜悅的「多巴胺」（dopamine），以及負責傳達恐懼、不安的「正腎上腺素」（noradrenaline）同為三大神經傳導物質之一，具有調節另兩種神經傳導物質的分泌，以及安定精神

憂鬱症藥物在突觸產生的反應作用

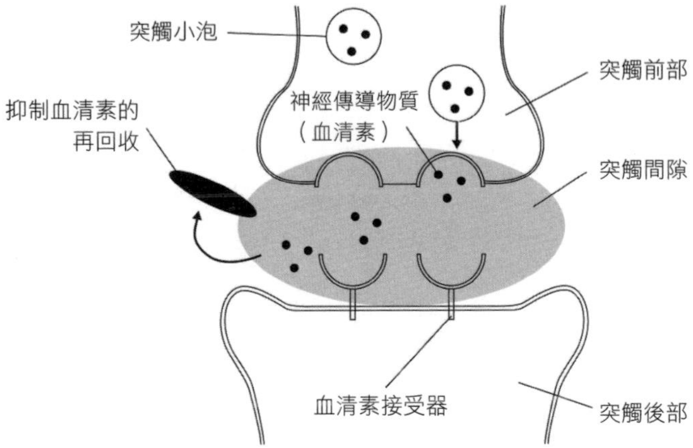

的作用。充足的血清素會讓人有滿滿的幸福感，一直處於快樂愉悅的情緒中，因此又被稱為「幸福荷爾蒙」。

但是，**血清素卻會隨著年齡增長而逐漸減少，中壯年之所以被稱為「憂鬱症的好發世代」，最主要的原因就在於此。**

如果從細胞神經生理學的角度來看憂鬱症，就是神經傳導物質在突觸（synapse）之間的傳遞出現了問題。

突觸是神經元之間通信的接頭，當中有極微小的間隙。神經元在接收到電信號的刺激後，會藉助神經傳導物質將信息轉為化學信號，再透過間隙傳送到下一個神經元。

若是得到憂鬱症，血清素接受器（受體）就無法正常接收做為神經傳導物質的血清素，使刺激不能順利傳遞，進而讓人產生低落及憂鬱的情緒。

目前最常使用於憂鬱症治療的SSRI（selective serotonin reuptake inhibitors＝選擇性血清素再回收體抑制劑），就是能增加突觸間隙中血清素有效濃度的藥物。

就如047頁的圖示，沒有被接受器順利接收的血清素，通常會被原本的神經元再次回收，而SSRI類藥物就是藉由抑制血清素的再回收，讓突觸間隙的血清素濃度變高，使刺激的傳遞能夠更為順利。

這部分同樣會在第四章詳述，SSRI比以往的「三環類」、「四環類」抗鬱劑副作用更少、安全性也更佳，因此成為輕鬱階段藥物治療的第一選擇。

老年憂鬱更容易以藥物治好

——生理治療比心理諮商更有效果

然而，在精神醫療上，包括老年患者在內的許多人，對剛才提及的抗憂鬱藥物都會心生排斥。

我的專業是精神分析，當然會對老年憂鬱症患者進行心理諮商治療，我也寫了許多精神療法相關書籍，不斷學習最新的精神分析理論、累積臨床經驗。也因此，有些患者會希望我對他們採行「非藥物治療」（純心理諮商治療）。

但我必須坦誠地說，目前對於老年憂鬱症，還是以使用藥物的生理性治療為主，這是當前的現實，所以就算對我懷抱再多期待也無濟於事。

而且，在我這裡接受心理諮商治療的患者已經很多，從實質面來看，我也無法再增加負荷。更重要的是，我對老年患者的精神醫療，仍然抱持著「給予適當的藥物治療會更容易痊癒」的強烈信念。

如同序章所提，自那次令我悔恨的體驗之後，這二十三年來我最引以為傲的，就是不曾再讓患者死於自殺。我之所以如此自信，是因為在這樣的治療方針之下，大多數患者的症狀確實都有所改善。

應該說，**比起年輕人或中壯年的憂鬱症，老年憂鬱症更容易以藥物治癒。**

如果是仍在職場奮鬥的中堅世代，會受到工作上的人際關係、麻煩困擾，以及夾處在家人之間的壓力、孩子的教育問題等複雜的因素影響，很難單純地只靠服藥就讓憂鬱症好轉。

但是，很多憂鬱症老人的狀況都是有比較明確的原由，例如「老伴最近剛剛過世，一個人生活實在很寂寞」、「身體不再像從前那樣聽話……」

一般人若聽到老奶奶消沉地說「我再活下去有什麼用」，可能會覺得「事情很嚴重」、「也許會治不好」，但當我診斷出老奶奶是得了憂鬱症並開了抗憂鬱藥物，狀況通常都會意外地好轉，老奶奶就這樣順利適應了獨居生活。

會舉這個例子，是因為日本女性的平均壽命原本就比男性長了將近十年，夫妻當中也多半是女性比較年輕，因此丈夫過世後需要長期獨居的老奶奶，在現實生活中非常多。

儘管會遭遇各種問題，這些女性也並非都會罹患憂鬱症，可見她們的心理素質應該是十分強韌。這也就是說，造成憂鬱症的原因多半都是神經傳導物質的不足。比方說，半夜會醒來多次的老年期失眠，只要服用少量SSRI類藥物，就能明顯改善。

造成老年憂鬱症的心理背景會在第二章詳述，但若忽視「血清素等神經傳導物質會隨著年齡增長而減少」這種生理性的「宿命」，就很難順利改善症狀。

以老年人而言，如果醫生與周遭的人發現他們有了憂鬱症狀，只要服用極少量的抗憂鬱藥物，多半就能好轉——除了想破除大家對抗憂鬱藥物的偏見，這也是我以接觸過眾多老年患者、並為其實際治療的醫師立場，想告知大家的首要重點。

老年人對自殺的親切感較高？

——過了六十五歲，自殺率仍不斷升高

關於老年人自殺的問題，曾在序章略為提及，而從左頁的圖表即可看出，即使過了六十五歲，自殺率仍會隨著年齡不斷升高。

自殺人口在六十五歲左右增加的理由大致還能讓人理解，但即使到了八、九十歲，還是有老年人想要自殺。一般會認為都到了這把年紀，應該不會想要自己結束生命了，但高齡老人擁有的那股「想死的力氣」，是年紀還不到的我們所無法體會的。

以中壯年憂鬱症患者為例，他們最常抱怨的症狀就是「全身無力」。每天處於「像是發燒到三十九度」的虛弱狀態，再加上憂鬱症不知何時才能治好，讓他們更加沉浸在悲觀的情緒中，無法自拔。

每 10 萬人中的自殺人數

	65 歲以上	75 歲以上	80 歲以上	85 歲以上
合計（人）	39.4	46.2	53.1	55.4
男性	52.8	61.4	75.1	84.6
女性	29.8	38.1	42.4	43.2

（日本厚生省 1998 年資料）

接著，他們會產生「再也沒有出頭的機會」、「再也交不到新的男（女）友」，或是「活下去也沒意思」等極度悲觀的想法，進而衝動地選擇自殺。

如果是老年患者，會更容易比中壯年患者覺得未來無望。因為做為「幸福荷爾蒙」的神經傳導物質血清素年年都在減少，情緒更容易陷入低潮，更別說還得面對生命所剩無幾的狀況……

一個想死的人會放棄自殺的念頭，大多是考量到子女或配偶等家人，但是對於子女已經獨立遠離身邊、配偶早已過世的老年人而言，這些阻擋的理由已經發揮不了作用。

如果我的孩子現在才十幾歲，我可能會想著自己絕對不能死；但如果他已經長大成人，我或許頂多只會擔心，「我死了，孩子可能會難過吧。」

要是孩子都已經四、五十歲，彼此一年只聯絡一、兩次，很可能就會開始鑽牛角尖，覺得「自己就算死了，也不會有人傷心」。

當然，自殺其實會對留下來的家人造成深刻的影響，但是憂鬱症的可怕之處就在於，它會讓患者認為自己已經沒有選擇，「只能去死」、「除此之外別無他法」。

因此，憂鬱症老人的自殺風險是非常高的。

我甚至會想，這是不是一種生理性的機制，讓人隨著年齡增長越來越不畏懼死亡，才出現這樣的變化。

我們經常見到媒體對「中、小學生的自殺原因是否為遭受霸凌？」進行大篇幅報導，其實這二十年間，中小學生每年的自殺人數從未超過一〇〇人。

但若換成老年人，光是六十幾歲的自殺者，每年就超過了六〇〇〇人。

當然，這可能也跟孩童很少罹患憂鬱症有關，還要加上對死亡是否恐懼這個最根源的要素。或許，老年人對自殺的親切感真的比較高。

此外，當老年人罹患憂鬱症或失智症時，大多是家人帶他們到醫院就診。台灣也有相同的傾向，從這一點來看，日本的家族制度還算是頗為穩固。

一旦知道長輩罹患了憂鬱症，周圍的人也會更加關心，因此向眾人坦白告知老人家的病情，家人們也會一起提高注意力，同時預防自殺的可能性。

還有一件事意外地少為人知，那就是在日本，老年憂鬱症也被囊括在長期照護險❶的給付範圍之內，不但可以請照護員定期到家裡探訪，還可以委託對方提醒自己「早上一定要記得服藥」等，提供各種服務。

儘管老年人有著年齡越大越不懼怕死亡的特質，在思考老年人的自殺問題時，還是不能忽視憂鬱症的存在。實際上，大部分自殺的老年人很可能都罹患了憂鬱症。而血清素等神經傳導物質減少的生理變化，又使得老年憂鬱症的問題更形嚴重，也提高了老年人自殺的機率。

然而，就如先前反覆提及的，老年憂鬱症最大的問題，還是至今都沒有受到社會太多的關注。

❶編註：長期照護險是在人口老化、醫療支出龐大、長照需求增加的狀況下，以社會保險做為風險分擔的方式，藉此來辦理長照，以減輕社會及家庭的經濟壓力與照顧負擔。荷蘭、德國、日本與韓國等國目前已經實施，台灣仍在立法階段。

憂鬱症會引起「假性失智」

——看起來像失智，其實並不是的疾病

雖然在序章曾略為提及，「假性失智」的症狀其實是憂鬱症引起的，但在現實狀況中，憂鬱症老人仍然經常被誤診為失智症。

之所以會如此，是因為憂鬱症患者通常都對周遭發生的事不甚關心，注意力也變得散漫，這會使年輕患者身上少見的「記憶障礙」症狀，在憂鬱症老人身上變得更為明顯。

要是再加上原本會做的事突然忘了該怎麼做，或是精神活力顯著衰退、提不起勁，身邊的人往往會先入為主地認定「啊，是老年痴呆了」。

如果事先不知道「有些病看起來像失智，其實並不是」，就很容易讓本來可以用藥物治好的疾病未能及時治療。

事實上，在我診治的病人中，也有「之前被診斷為失智症，其實並不是」的患者。詳情後續會再說明，但如果**沒有人發現老人家得的是憂鬱症，還一直被當成是失智症，憂鬱的症狀可能會逐漸惡化、進而變得更難治療**。這一點要特別注意。

另外，相較於年輕的憂鬱症患者，憂鬱症老人更常見的狀況是慢慢惡化，因此也更容易被誤認為「該不會是老人痴呆了？」。

老年憂鬱症還有一個出乎意料經常發生的症狀，就是「被害妄想」。

一般而言，憂鬱症患者經常會說出「大家都討厭我」之類的話，憂鬱症老人更是會反覆述說旁人聽來完全是「想太多」的抱怨或不滿。各種充滿被害妄想的言論，也是他們經常被誤認為失智的重要原因。

有時候，可能是太害怕自己被拋棄，憂鬱症老人也會進而產生懷疑配偶出軌的「嫉妒妄想」或「迫害妄想」，由於失智症也會出現這種狀況，的確很難分辨。

在這裡希望大家記得的是，失智症很少出現症狀急速惡化的情形，因為這是一種老化現象，需要很長的時間才會發病。如果狀況急速惡化——特別是突然劇變，比起罹患失智症，通常更有可能是老年憂鬱症所致。

但就像先前所述，比起年輕患者，憂鬱症老人的症狀發展更為和緩，因此有時還是可能被誤診。

話雖如此，**假性失智通常能清楚劃定出「是從〇月左右開始變得奇怪」的分界線，從發病到就醫的期間多半也比較短；失智症一般則很難確認是從「何時開始發生的」，從發病到就醫的期間也拉得長**。

此外，出現假性失智症狀的人，有不少在年輕或中壯年時曾罹患憂鬱症，他們通常也會擔心自己「是不是得了失智症」，而自發性地到醫院求診。相對於此，失智症患者絕大部分對自己的能力衰退是缺乏自覺的。

就如本節一開始所說的，假性失智是由憂鬱症引起，因此使用 SSRI 類抗鬱劑就可以改善症狀（雖然並非所有憂鬱症都能以藥物改善，但也能以用藥有效與否，來確認是否為假性失智）。

不過，即使被診斷為失智症患者，有些人在服用醫生所開立、用以延緩阿茲海默症的藥物「愛憶欣」時，也會因為乙醯膽鹼（acetylcholine; ACh）這種神經傳導物質的濃度提高而改善心情低落、失去活力的狀況，這時就有些麻煩，因為它對假性失智的患者也有某種程度的效果。

但大多數時候，只要使用少量抗憂鬱藥物，就能明顯改善假性失智意欲低下的症狀，得以迅速好轉，也因此才讓人發現「啊，原來是憂鬱症啊」。

失智症患者容易罹患憂鬱症？

——兩者有所連結，最好合併思考

失智症患者在初期往往不容易被家人察覺，因為每天都一起相處，就算出現了一些健忘的情況，也會慢慢習慣而不覺有異。

失智症初期雖然會有記憶障礙，但是知能減退並不明顯，對話也不會出現矛盾，老人家可能只是不記得前陣子的事，但很久以前的記憶卻非常清晰，看起來就像一般上了年紀的長者。特別是阿茲海默症，由於患者沒有病識感，因此適應力出乎意料地強。

然而，**約有兩成的阿茲海默症患者會在初期罹患憂鬱症，若有血管性失智症或腦梗塞的後遺症，罹患憂鬱症的機率更高。**

換言之，失智症患者也會罹患憂鬱症，甚至可以說，失智症患者更容易得到憂鬱症。

序章也曾提及，如果是阿茲海默症或血管性失智症合併憂鬱症，給予抗憂鬱藥物也能獲得良好的療效。也因為如此，才會僅僅只是改善了憂鬱症，就讓失智症的症狀也戲劇化地好轉，變成「只是有點健忘，但整個人重新恢復活力了」或是「說話變得跟以前一樣」，每每讓家屬充滿感激，像是我治好了老人家的失智症。

儘管之後失智症仍會逐漸惡化，但如果能往後延緩，當然就盡量推遲。雖然生命遲早會走到盡頭，但至少長輩在世時，我們能盡力為他們延續並維持良好的「ＱＯＬ生活品質」（QOL＝Quality of life，個人幸福感的充實和生活環境給予的滿足）與「ＡＤＬ日常生活功能」（ADL＝Activities of daily living，維持日常生活所需的如廁、盥洗、移動、起居等活動功能）。

即使他們終究還是會完全失去自主能力，但在那之前是否能度過愉快的時光，還是非常重要的。

常聽到有人說，失智症是「神所賦予的適應能力」，當一個人罹患失智症之後，對自己身體機能的退化、日漸衰老起皺的容貌，以及漠視老人的社會環境，就不再在意，甚至會完全遺忘。

其實，以我治療過這麼多老年患者的經驗來看，大多數的失智老人都是充滿幸福的。後續會再提及，真正會出現暴力傾向或到處遊蕩、給家人造成困擾的失智症患者其實是少數（這樣的家庭實屬不幸）。**老人家若是以失智狀態走到生命的盡頭，至少本人是沒有受苦的，或許也不算太壞。**

但是，如果在晚年罹患了憂鬱症卻沒有任何人發現，家人只以為他「老年痴呆了」，就這樣讓他五年、十年甚至到過世前，都活在沮喪抑鬱的狀態之中，從QOL生活品質的角度來看，只能說是相當令人悲傷的結果。

憂鬱老人拖下去容易變失智老人

——大腦的機能性變化會成為器質性變化

近來，哪些是容易引發阿茲海默症的「危險因子」引發了熱烈討論。生活習慣、遺傳、高血壓或糖尿病等各種可能性都被列舉了出來，但就我的經驗來看，需要注意的仍然是憂鬱症。

我從前所任職的浴風會醫院附設有老人安養中心，因此我也會接觸到深受精神疾病所苦的老年患者。在那裡，我發現了這個模式——年輕時得過憂鬱症的人容易罹患失智症；而得過思覺失調症的人比較不易罹患失智症。

我認為原因是在於腦內神經傳導物質的平衡。

憂鬱症是血清素和正腎上腺素不足所引起的，思覺失調症則是由多巴胺過剩所導致。也就是說，只要罹患了神經傳導物質不足的疾病，就容易引發失智症；相反地，如果神經傳導物質過剩，或許就能預防失智症。

即使是在中壯年罹患了憂鬱症，若長時間置之不理，使症狀進一步發展，也會讓大腦發生器質性的變化。

現在已經可以了解，當神經傳導物質不足時，大腦會出現某種機能性的變化，如果持續時間過長，神經元細胞就會受到損傷，而導致器質性變化。

因此，當老年人罹患了憂鬱症卻未接受適當治療，很可能會直接轉變成失智症，這樣的案例應該不在少數。因此，越早使用藥物治療憂鬱症，就更能遠離失智症。

總之，**老年憂鬱症不是會合併失智症發生，就是會成為失智症的前兆；此外，如果對老年憂鬱症置之不理，也有很高的可能性會演變成失智症**。這些狀況都必須謹慎留意。

除了憂鬱和悲觀之外

——老年憂鬱有青壯年患者沒有的特定症狀

眾所周知，憂鬱症具有憂鬱和悲觀的病徵，但除此之外還有各種症狀。

例如，有一種症狀就是看似「大腦突然斷電了」的「精神運動性遲滯」（psychomotor retardation）。

因為大腦不能正常工作，本人會覺得腦袋變糟了，某些情況下也會導致工作能力的退化，因而有被解雇的危險；即使一直坐在桌子或電腦前，卻完全沒有進度，做事也失去幹勁，能力似乎變得低落；或是體溫明明很正常，卻覺得自己好像發燒了，感到疲憊倦怠……這些都是「精神運動性遲滯」的症狀。

憂鬱症的典型症狀是對一切都變得悲觀，連帶地失去為未來奮鬥的欲望和動力。由於睡眠節奏紊亂，會變得淺眠或失眠，導致身心都痛苦煎熬。

此外，情緒不斷在沮喪與振奮之間交互轉換也是憂鬱症的特徵，特別是中午以前狀況容易變差，這也是年輕或中壯年患者常見的症狀。

需要注意的是，**老年憂鬱症經常會出現上述之外的非典型症狀——以下這些情況，乍看並非是明顯的憂鬱症症狀，希望大家也能記得並留意**。

●焦躁不安、靜不下來

令人意外的是，許多罹患憂鬱症的人會出現好辯、煩躁的狀態。因為焦慮不安的感覺太過強烈，於是變得「坐立難安」、「只要靜下來就會擔心焦慮」，這在專業上稱為「精神運動性興奮」（psychomotor excitement）。

雖然上了年紀之後，大腦中主管情緒控制等高級知性活動的額葉會漸漸萎縮，讓人變得比年輕時更容易發脾氣，但在許多情況下，背後其實都隱藏著憂鬱症的因素。

有時候，因身體疾病住院的患者若變得狀態不穩定或「情況不太對」，醫師在接到通知而前往看診時，仔細檢查後往往會發現是憂鬱症。此時只要給予抗憂鬱藥物，就能讓患者平靜下來。

或許有人會認為，讓一個處於亢奮狀態的人服用抗憂鬱藥物，不就等於是火上加油嗎？但是有一定比例的人在焦慮煩躁時服用抗憂鬱藥物，會緩解亢奮的情緒。

此外，當這種「焦慮」或「煩躁」的感覺變得強烈時，會有不少人出現衝動性自殺的舉動，需要特別注意。

●心悸、呼吸急促、失眠、食欲不振

老年憂鬱症還會出現心悸、呼吸急促等自律神經系統的症狀，其中最常見的是失眠及食欲不振。

憂鬱型失眠與一般失眠有頗多差異，因此精神科醫師經常可以從患者訴說自己「睡不著」的抱怨裡，發現隱藏於其中的憂鬱症。

一般的失眠是不易入睡，我稱它為入睡障礙，像是到半夜兩點、三點、四點還睡不著，一旦睡著了，又是到早上十點、十一點都起不來（當然就來不及上班了），這是最常見的狀況。

相對於此，**憂鬱型失眠者的入睡障礙不太明顯，雖然也有人難以入睡，但主要的特點是即使睡著了，也會在清晨四、五點左右醒來、或是整晚睡眠斷斷續續。**

或許大家已經發現，當人上了年紀，這種失眠的症狀自然就會出現。人們常說老人家都「起得早」，所以單單只根據睡眠障礙，很難判斷是常見的老年失眠、或是老年憂鬱症，這時就需要與先前的睡眠狀態比較，或是從食欲不振等其他症狀來評估確認。

●不切實際的妄想

一旦年歲增長，或多或少都會變得固執，經常堅持非黑即白的言論，或是對一件事太過執著，不肯改變自己的想法。這是額葉老化所導致的現象，有的人早在四十歲左右就開始退化，本書會在第五章介紹。

儘管如此，如果這樣的態度裡還包含了不切實際的妄想，就要慎重考慮是否罹患憂鬱症的可能性。例如先前提過的被害妄想，就會固執地深信「別人都討厭我」或是「只有我被排擠」。

此外，**「疑病妄想」、「有罪妄想」、「貧困妄想」被稱為憂鬱症的三大妄想**，或許大家也曾在自己或周遭的家人、朋友身上見過類似的情況。

疑病妄想，是指明明沒有生病，卻一直覺得自己病了，像是深信自己「一定對某些東西過敏」、「身體有奇怪的氣味」等，更極端的例子還有認定自己「罹癌了」、「得到不治之症」，或是「馬上就要死了」。

有罪妄想，是將所有事情都歸咎於己，覺得自己「做了無可挽回的事」、「給職場及家人添麻煩」，即使安撫他「沒有人覺得你添麻煩」，也無法改變他的想法。一旦症狀加重，就會陷入「周遭所有的壞事全都是自己造成」的妄想，甚至覺得自己必須受到懲罰。

貧困妄想，則是執著於金錢的不安，莫名覺得自己「根本沒有錢（即使有一定的儲蓄）」、「往後會變得越來越窮」，「工作會陷入困境，最後流落街頭」、「一想到用錢就害怕」。

● **傍晚開始出現異狀**

一般情況下，憂鬱症的特徵是中午之前狀況不佳，下午過後較為好轉，但**憂鬱症老人則大多從傍晚開始出現整晚不適的現象**。

這就是所謂的「日落症候群」，當老人家一到傍晚就無法平靜或行為異常，必須謹慎留意。只不過這也是失智症常見的症狀之一，所以很難區別。

● **身體不適**

或許會讓人意外，但**老年憂鬱症患者經常會抱怨有「腰痛」**、**「心悸」或「鬧胃病」等身體不適的症狀，這在專業上稱為「身體化疾患」**。

患者會積極地四處就醫，因此往往不會被認為是憂鬱症，但如果一經確診，適當用藥就能大幅改善。

如果檢查身體後沒發現任何異常，不妨就試著服用抗憂鬱藥物。

●記憶力衰退

老年憂鬱症容易導致記憶力衰退，患者開始對一切失去興趣，注意力也變得散漫。年輕的憂鬱症患者很少出現記憶障礙，因此這也是老年患者常被周遭的人誤解為「老年痴呆」的主因。

如果老人家同時出現了以上這些症狀，就要注意可能是罹患了憂鬱症，最好盡快就醫。

不僅止於老年人，任何人只要罹患了憂鬱症，思考就會變得悲觀，又因為無法扭轉這些想法，使情緒更加低落，進而引發惡性循環。加上憂鬱症可能會導致失眠，更容易使症狀惡化，陷入負面思考的漩渦。

所以，及早就醫並接受妥善治療是非常重要的，因為就如先前多次提及，老年憂鬱症的徵兆容易被視為「上了年紀本來就會這樣，這也沒辦法」，覺得理所當然而遭到忽視。

像是最近看起來沒什麼精神、悶悶不樂，經常說身體不舒服，開口閉口都是抱怨，減少外出次數，大腦運轉不如以往靈活，或是失眠、食欲不振……這些看起來都是自然的老化現象，一般人多半覺得很正常，不是什麼異狀。

要是出現了輕微的妄想、說話顛三倒四，則同樣會被誤解為失智症或其他疾病。

雖然有點囉嗦，但在這裡還是要再次提醒，**老年憂鬱症在記憶障礙及意欲低下、失去活力方面的症狀特別明顯，因此很容易被歸類到失智症的範疇。**

對環境的適應變得脆弱
——身心的老化降低高齡者的承受能力

自一百多年前佛洛伊德的時代開始，「客體失落」一直被認為是憂鬱症的最主要成因。這是一種與自己所愛或依賴的對象，因死亡或分離而產生的失落體驗（詳見第二章）。

這不僅是指失去近親、父母與孩子或失戀等具有特定對象的狀況，也包括因為退休或搬遷等變化，而離開原本與自己融為一體的工作職務（社會地位）或習以為常的生活環境，以及因為意外或手術而失去身體的一部分或機能等各式各樣的情境。

這是人只要活著就必須經歷多次的體驗，而正如一開始所說，在精神分析的世界裡，客體失落被認為是憂鬱症的最主要成因。

從近親的死亡到身體機能的喪失，年紀越大，越常經歷客體失落，不斷、逐漸地累積。

六十至六十五歲之間通常會因屆齡退休等理由離職，此時身為母親的女性也會面臨孩子結婚、獨立、生產等離開原生家庭的情況。原本與自己非常親密的對象，突然一個接著一個地消失了。

此外，這時也可能在退休後從城市搬到悠閒的鄉下，或者反過來遷移到生活便利的都會大廈等，面臨環境上的重大變化。

有許多老年人因為家人擔心而要求他們一起同住，於是離開了自己熟悉的地方和親密的朋友，反而變得失去活力。這種人際關係或生活場域等外部環境上的巨大變化，很容易造成客體失落的經歷。

此外，**老年人在角色及立場上的變化也很顯著**。特別是在日本，**只要年紀大了、退休過起悠閒的生活，就會一律被稱為「爺爺」、「奶奶」，連名字及定位都彷彿不再存在**。更何況，有許多人是在退休後失去了原有的頭銜，才第一次對身邊發生的變化感受到衝擊。

老年人的另一個特徵是，他們不僅要面對外部環境的變化，就連身體的內部環境，也在不知不覺中有了差異。

身體內部環境的主要變化之一，就是神經傳導物質的減少。年齡越大，基礎含量會變得越低。

在遭遇客體失落或環境變化等巨大壓力時，年輕人的神經傳導物質也會減少，但因為他們的基礎含量原本就很高，即使有些許下降，也不至於低到會導致憂鬱症的程度。

但是，基礎含量原本就低的老年人，只要下降的程度跟年輕人一樣，就會陷入「憂鬱症的危險區域」。換句話說，**老年人的承受能力已經脆弱到神經傳導物質一減少，就會出現風險。**

除此之外，如同先前所提，年紀越大，大腦的額葉就會更為萎縮。**老年人缺乏適應變化的能力，主要就是因為額葉功能退化，而失去了思考的彈性。只要他們開始想著「自己已經沒用了」或是「沒有必要活下去了」，就會變得越來越偏執，完全否定其他的可能性。**

而且，隨著年齡增長，體力、肌力、視力及聽力等基本身體機能會跟著衰退，這也是一個問題。即使面臨類似的環境變化，如果年紀尚輕且身體機能夠好，多少可以熬過去，但是老年人在身體機能方面已經失去了適應的能力。

此外，他們的記憶力衰退狀況也更為嚴重。例如，在失智症初期，老人家原本都還能正常地生活，但因為孩子擔心而要求他們過去同住，結果開始一直記不住新超市的位置、或者在住家附近迷路。到了失智症中期，則會出現連新家的廁所在哪裡，都完全記不住的誇張狀況。

即使環境發生變化，只要記憶力越好，適應的速度也會越快，一旦步入老年（尤其還罹患了憂鬱症），記憶力嚴重衰退，適應的過程就更加困難。

讓老人家保有「現在還能做的事」

——減少環境變化造成的適應衝擊

考慮到以上提及的問題，**最重要的就是讓老年人不會因環境變化，而被奪走「現在還能做的事」，並且盡量延續、維持住這些能力。**

如同前例所說，即使老人家一直記不住新家廁所或超市的位置，但是他們一定記得老家的廁所和老家附近的超市在哪裡。

之前，日本三一一大地震造成了嚴重災害，許多老年人被迫搬離已經住慣了的城鎮及居家，前往臨時安置所避難，這其實造成了比我們想像中更重大的影響，應該要受到更多的關注。

像是電視全面數位化的推行，以我的角度來看，這等於是和超高齡社會背道而馳的反向做法。

由於全面數位化的關係，老年人家中的舊型電視已無法使用，但是他們到現在都還無法適應新型電視。我真的很想問問，到底有沒有人明白，這對於把看電視當成生活唯一樂趣的老年人，會造成多麼重大的影響。

基於以上諸多狀況，我真的希望大家能深切地意識到，老年人面對周遭環境的變化，是如何脆弱地不堪一擊。

此外，老年人的神經傳導物質含量原本就比較少，若是因為某些突發狀況急遽下降，會比年輕人更容易落入「憂鬱症的危險區域」。**對於老年人而言，憂鬱症是離他們很近、非常切身的疾病，因此如何早期發現、早期給予適切治療，是往後老年醫學的重要課題。**

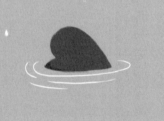

第2章

總是不斷地面臨失去

── 讓老年人深陷憂鬱的心理

從人際關係的分離、地位角色的轉變，到身體機能的衰退，
老年人會經歷各種失落體驗，失去自愛的能力。
而周遭的人往往認為，老人家「人格應該很成熟了」，
「因為人生閱歷豐富，即使辛苦一點也能適應」，
如此成熟的老人雖確實存在，但大多數的一般老年人，
由於大腦退化，應對不安與失落的能力也會跟著減弱，
是否還能順利地調適恢復，實在是個問題。

老化的心靈是如何運作的？

——只要活著，就逃不開「失去的過程」

當大腦因老化而逐漸衰退時，心靈是如何運作的？

在本章中，我想對老年人的心理進行全面性的檢視。

在先前的章節曾略為提及，**老年人會經歷各種各樣的失落體驗**。

首先是「客體失落」。雖然基本上佛洛伊德設定的是「失去父親」，但母親往往是更重要的情感對象。**這是一種與親密之人的生離死別，或失去住家財產、甚至是故鄉，也就是失去自己所愛及依賴對象的體驗**。

在各種壓力中，客體失落可以說是比較重大、發生頻率也較高的狀況。

無論是與戀人分離、寵物過世、孩子上大學或就職、結婚之後獨立，都屬於客體失落的經驗。不只是實際的人事物，包括社會地位和家庭中的角色、身體機能的喪失及衰退等，都會成為客體失落的對象。

這些都是外部的原因，因此被稱為「外部客體失落」；若是因為自我理想化的形象崩壞而受到巨大衝擊，則稱為「內部客體失落」。

比方說，過於理想化自己的情人，一旦開始同居，看到對方不為人知的一面，就會因為「想不到他是這樣的人！」，覺得被背叛而幻滅。

抑或是發現自己尊敬的優秀上司或前輩，竟然犯了愚蠢的錯誤或做出不法勾當，也會產生超乎尋常的憤怒或沮喪情緒。換言之，自我「幻想」的破滅，會造成內部客體失落，我們對喜歡的偶像或運動選手所產生的幻滅，也是屬於同樣的體驗。

人只要活著，就無法逃開失去所造成的衝擊。

老年人會經歷許多次失去的體驗，並透過接下來描述的過程重新站起。

一般來說，當人面對客體失落時，會因為遭受衝擊而變得情緒化，也就是陷入恐慌狀態。那是一種無所適從、驚慌失措的急性「情緒危機」，有時還會心跳加速、喘不過氣、胸口悶痛，或是手腳麻木、無法站立。

通常，這種讓人陷入恐慌的情緒危機，會相對地較快緩和下來，情緒會在日常生活中逐漸平復，讓自己更能適應新的環境。

但是，這並不代表就此完全恢復。脫離急性期後，就進入偶爾碰觸到傷口又會開始傷心，或想起失去的人事物便淚流滿面，也就是所謂「持續性悲傷」的過程。

佛洛伊德將此稱為「哀悼體驗」，只要成功地克服這個過程，就能從客體失落中重新站起，然後獲得成長。

不過，很重要的一點是，至少在一年左右的時間裡，不要強迫自己忘卻悲傷。旁人也不該冷漠地責備對方「都幾年前的事了」或是「一直回想過去也無濟於事」，而是必須理解對方有這種失落的情緒，是很正常且理所當然的。

如果強行壓抑悲傷的情緒，只想從痛苦中逃開，又沒有完成讓情感充分宣洩的過程，之後就很有可能發展成憂鬱症。

人生最大的壓力是喪偶

——「夥伴不斷減少」，是老年人才有的體會

老年人雖然透過克服多次客體失落的經歷而獲得了人性上的成長，但大腦的機能也在衰退。因此，他們是否仍有能力像以前一樣，透過「哀悼體驗」的過程來使自己恢復，實在是個問題。

到了高齡老人的年紀，父母多半已經過世了，因此他們面臨的客體失落，通常是屆齡退休時與職場工作夥伴分離，以及失去名片頭銜所代表的社會地位等情況。此外，當孩子離家獨立時，不少母親也會經歷嚴重的客體失落。

而其中最大的危機，是配偶的死亡。

根據美國精神科醫師何慕斯與雷伊（Holmes & Rahe）的著名研究，人生中的各種重大變化會使人們感受到不同程度的負擔。他們列舉出一般人可能經歷

的生活變動事件，並且計算量化某時期所承受的壓力，整理出《社會再適應量表》（Social Readjustment Rating Scale; SRRS），其中壓力程度排名最高的就是喪偶（其次是離婚、夫妻分居、入獄〔坐牢〕、近親過世、本人遭遇重大傷害或疾病……）。

尤其是妻子先行離世，更對很多男性造成重大的打擊。他們會一直沉浸在沮喪低落的情緒中無法自拔，嚴重到旁人都擔心他們會不會因此罹患憂鬱症。事實上，的確有很多男性就是因為喪偶的客體失落經歷，而得到憂鬱症。

例如，於一九九九年自殺的日本文學評論家江藤淳，從精神醫學的角度可以推斷，他應該是罹患了憂鬱症。

江藤淳一直是眾所周知的愛妻家，他因為妻子罹癌過世而極度消沉，再加上本身患有腦梗塞，最終選擇了死亡。在他自殺之前，可以看出許多符合老年憂鬱症的症狀。

面對丈夫先行離世的女性，或許是因為她們多少都有了心理準備，即使有一段時間沉浸在悲傷之中，最終走出來的人還是很多，但也有人因此罹患了憂鬱症。「女人很堅強」這句話雖然是事實，但如果就此認定女性沒有大礙，那就放心得太早了。

我們平時最常聽見老年人訴說的不安及煩惱，就是「要參加的葬禮突然變得很多」，同學或同事等親近熟人的離世，會不斷地讓他們受到衝擊。

除了害怕或擔心下次會不會就輪到自己了，手足或同輩親人的一一離去，也會讓人產生「完整的圓缺了好幾塊」的寂寥感。

這種「夥伴不斷減少」的經驗，是老年人才有的體會。

老年人失去了愛自己的能力

——「無法愛變得如此糟糕的自己」

精神分析學派認為憂鬱症的最主要成因是客體失落，我則聚焦於重視自愛的「寇哈特學派」所提出的「自愛喪失」影響，因此想在此詳細討論一下。

這部分或許會稍顯深奧，佛洛伊德認為，人類投注性驅力的愛情目標，會依心靈的成長分為三個階段。最不成熟的是「自體愛」，為迷戀肛門或口腔等自我身體一部分的階段；其次是迷戀自己的「自戀愛」階段；最終則會成熟到懂得愛其他人的「客體愛」階段。

「但人類是如此利他主義的生物嗎？」這是目前美國精神分析理論主流漢斯·寇哈特（Heinz Kohut）學說的起點。

相對於佛洛伊德「自體愛」→「自戀愛」→「客體愛」的模型，**寇哈特創**

造了「自體愛」→「不成熟的自愛」→「成熟的自愛」的模型。

他認為「愛自己不是壞事，只有滿足自愛的方式不夠成熟才是問題。」

以上所述的前提有點長，不過我認為：**老年人的自愛喪失有兩種含義**。

首先，他們失去了愛自己的能力。

當擁有年輕瀟灑的外貌、幹練的工作能力、能賺大錢或受到異性歡迎時，他們就擁有自信，也有能力愛自己。然而隨著年齡增長，皺紋和黑斑增多、代謝變差、容貌日漸衰老，在公司也被調到閒散的職位，最後到了退休年齡……他們變得無法再像以前那樣愛自己——因為自愛的部分已經不能得到滿足了。

特別是**社會地位越高、對自身容貌越有信心的人，越會感受到極大落差，因此深受打擊，進而「無法愛變得如此糟糕的自己」**。

在我的醫師生涯裡，就看過非常多年紀大了之後失去自愛能力，變得極度消沉的老人家。即使安撫他們「年紀大了就是這樣，這也沒辦法」，或是「您之前為社會做出那麼多貢獻，已經足夠了」，還是很難改變他們的想法。

即使他們罹患重病、無力負擔生計，還是有很多人對接受社會救助感到羞愧。若是他們至今都不曾繳過稅金或國民健保費，卻厚著臉皮占用社會資源也就罷了，但如果他們之前一直努力工作也認真繳稅，根本不必以此為恥。

況且，過去的所得稅稅率也遠高於現在，所以他們只是把自己過去繳的稅金拿回來而已。即使如此，還是有很多老年人寧可受苦，也不願意接受社會救助，**這背後隱含著感覺「丟臉」、「沒用」等無法愛自己的心態，而羞愧有時更是傷害自愛最深的情緒**。

當然也有一些覺得理所當然的老人，說自己「年輕時繳了大筆的稅金」，毫不在乎地享用社會福利。他們過去似乎真的賺了不少錢，因此也應該被課了不少稅，但是在毫無節制地奢侈享樂後，最終淪落到仰賴社會福利金度日。

雖然對方會跟我誇耀「之前開公司時，曾經有過好幾個情婦……」之類的事，這也可能是為了讓自己占用社會資源時更心安理得，所以摻雜了不少虛構的內容（也不知道修飾的成分占了多少）。

不過，我覺得就算是這樣也無妨，因此都會給予肯定的回應。

至少，他努力地讓「自愛」維持在滿足的狀態之中。

開始與「支持自愛的存在」死別
——人際關係的分離，導致自愛喪失

接續之前所說，**造成老年人自愛喪失的另一個原因，是「支持自愛的存在」——也就是「自體（如同自己一部分之他人）」——的失落**。

提出這個概念的精神分析學者寇哈特指出，人類都在尋求以下三種自體的移情關係。

第一，是願意肯定、接納、稱讚自己的「鏡映移情」。

例如，在工作上公正評價自己的公司或老闆，或者會為小事誇獎自己的妻子。視個人狀況而定，這個對象也可以是酒店的公關小姐、或是回家路上常去用餐的小吃店老闆娘。

但是，理所當然地，這些會讚美及鼓勵自己的「鏡映移情對象」，將隨著

年齡增長逐漸減少。

像是退休之後，出去喝酒聚餐的機會就變少了，再加上以往都是以公司為重，生活中的「鏡映移情對象」驟減，這也是為什麼我們常聽到，許多人一退休就會快速衰老。

比方說，有些政治家剛從職位上退下沒多久，再現身時就變成了衰弱的老翁。像瀨戶內寂聽這樣❶越年長反而擁有越多粉絲的人，其實非常少見。

第二，是在陷入不安時，會告訴自己「我會陪著你，不要擔心」的存在。這稱為「理想化移情」，是支持自愛的重要方式。

在漫長的人生當中，如果能有一個符合理想、讓自己崇拜或尊重的對象，這個對象就會成為明確的目標，讓我們不至於繞上太多的彎路，活得更輕鬆。具體來說，就像是心靈導師或業師（指導者、忠告者）這樣的存在。

當人受到心靈導師或業師的稱讚時，會擁有更高的愉悅及滿足感，使他們直接成為「鏡映移情」兼「理想化移情」的對象。但由於心靈導師和業師的年齡通常都比自己大，多半會先過世，因此，當「理想化移情對象」離世，很多人就會從此失去目標，茫然無措而感到絕望。

第三，是寇哈特在晚年所提出的「孿生體（另我）」。這是身為治療者的寇哈特，在治療過程中扮演患者的「鏡映移情」和「理想化移情」對象時所發現的成果。

舉例來說，當患者告訴他「我今天做得不錯」，他就會成為「鏡映移情對象」，稱讚對方「嗯，你真的很棒」。

或者，當病人感到不安時，他就會成為「理想化移情對象」，鼓勵對方「我會陪著你，不用擔心」。

然而，有些患者在受到讚美時，卻會像聽到虛偽的奉承一樣，出現不快的反應；或者即使跟他說「我會陪著你」，對方也會說「不，像老師這種東大畢業的醫師，怎麼可能了解我的心情」，反而出現反彈的情緒。

這時，如果我願意設身處地跟他分享我的感覺，告訴他「其實一個無法治好病人的醫生是很可悲的」，或是「我年輕時也像這樣失敗過許多次，真的很丟臉」，讓他明白我們有著同樣的感受與處境，有時患者的狀況就會好轉。

這就是「攣生體」，也就是感受到世上有人和自己一樣，就此覺得安心。

「同病相憐」這句話聽起來有點負面，但是在實際的人際關係中，有許多親密的好友或心靈相通的知己，都是能夠分享彼此的痛處。然而，隨著時間推移，這樣的存在也會一個接著一個減少。

上了年紀之後，無可避免地，要與自己迄今所建立的人際關係——也就是「至今一直支持自愛的存在」開始死別，同時引發各種形式的自愛喪失。

---

❶編註：現年九十六歲的日本小説家，文學成就崇高，也是為人敬重的宗教家，為京都嵯峨野「寂庵」的住持。她的人生歷經婚姻、外遇、投入文學創作，最後看破紅塵削髮為尼，可謂高潮迭起。

自我認同、自我形象的低落
——五感的衰退也會造成心理打擊

接下來的內容雖然與之前略有重疊，但因為還有各種失落體驗會隨著年齡增長不斷發生，因此不可忽略。

在日本有個特別顯著的現象，就是**許多人一旦辭掉工作、沒了名片之後，就變得頓失所依、茫然無措——也就是身分喪失所造成的「認同危機」**。

一旦沒有了名片，就覺得自己突然間成了「無名之輩」而深感不安。也因此，許多老人電腦教室都會開設「製作自己的名片」這項熱門的課程。

然而，對於已經習慣「名片上有頭銜」的人來說，「只有姓名與地址的名片」無法向別人證明自己的身分和地位，反而會引發更深重的失落感。這是因為他們對組織的歸屬感、或者說是認同感，遭到了動搖。

這種認同感的失落，不只會發生在失去名片的「父親」身上，也會發生在因孩子成長、獨立而失去父母身分的「母親」身上。

有些與「黏妻族」的丈夫重回兩人世界的妻子，會透過控制丈夫來獲得滿足。然而，能讓她們在家庭中擁有存在感，覺得受到重視又有足夠影響力的，還是母親的角色。隨著這個角色的終結，待在家庭中的女性也一樣會出現認同危機。

再者是「自我形象低落」的問題。例如，當我們看著鏡子，突然發現自己的臉孔變得蒼老、肚腩凸出，不禁就會深受打擊，而懷疑起「這是我嗎？」其實，人只要過了四十就會加速老化，隨著五十歲、六十歲、七十歲到來……某天回過神來，突然間就對自己的衰老驚愕不已。

如果能從成熟有型的中年男子慢慢轉變為有品味的氣質老人當然很好，但如果不能接受突來的打擊而失去了愛自己的能力，也會導致自愛喪失。

這種自我形象的低落不僅限於容貌或外表。像是「聰明睿智的自我形象」必定是知識豐富，能幫助孩子突破考試難關，或是在公司老闆及同事面前分析最新資訊；當然，也有些人的自我形象是「在工作上成就非凡」。

當我們上了年紀，能力開始衰退、又追不上時代的腳步，自我形象與現實之間的差距顯而易見，就會對自我認同造成影響。

此外，「五感的衰退」經常會意外地遭到忽略。像是**許多老年人的聽力變差了，開始聽不到周遭的人在說什麼，就會產生被排擠的感覺**。

老花眼、白內障等讓視線變模糊的眼睛退化也是一樣。**由於五感的衰退造成日常生活上的不便，明明沒有痴呆，卻被身邊的人當成了痴呆老人，對心理也是一項重大的打擊**。

每個人上了年紀之後都必須經歷這樣的過程，應該要事先了解這些老化會造成的改變。

生病、失能、失智、沒錢……

——老年人生活在各種不安之中

不管平時是否會意識到死亡這件事，當我們聽到朋友去世的消息，都會忍不住想到死亡同樣在逐漸接近自己的事實。

正如先前所提，人類身上或許有一種「生理性的機制」，讓我們在一天天變老、逐漸接近死亡時，越來越不感到恐懼。話雖如此，事實上還是很少有人對死亡完全不會焦慮。

生活中的各種不安，是導致老年憂鬱症的主要原因。

首先是對疾病的焦慮。即使近來中壯年的猝死引發議論，或是會聽聞某個藝人及熟人因蜘蛛網膜下腔出血過世，但對四、五十歲的人來說，還是不太會有「明天可能就輪到自己」的聯想。

像我現在五十幾歲，如果聽到年輕時就認識的好友突然過世，當然會感到震驚，但這樣的經驗並不太多。根據統計，五十歲世代的一年間死亡率基本上低於〇．一%，換句話說，我這個世代每千人中的死亡數可能還不到一人。

然而，高齡者之中卻有很多人時時都在擔心：「自己哪天會不會突然死於腦梗塞或心肌梗塞？」有些人會一天量三次血壓，或是花大錢購買效果令人存疑的保健食品。更有些人要醫師幫他開一整天都吃不完的藥物，不停檢查自己的身體數值是否正常，幾乎快成了強迫症，全都是因為他們害怕自己會突然罹患重大疾病。

依照現今醫學的技術水準，即使罹患了嚴重的疾病，也大多能保住性命，但人還是會對自己未曾經歷過的事擔心焦慮。

老年人對癱瘓及痛苦的恐懼也一樣強烈，雖然說年紀大了生病是莫可奈何的事，仍然有很多人害怕「會帶來疼痛的病」。

日本人之所以會異常恐懼癌症，主要還是因為日本太欠缺「緩和醫療」，難以緩解罹癌所造成的身心痛苦。一般來說，從罹患癌症到末期死亡，大約會有三年處於疼痛與憂苦之中。即使只是幫助老人家消除罹癌前就已抱持的「對痛苦的不安」，緩和醫療的普及也是極其必要。

就重大疾病而言，另一種不安是害怕從此臥床不起、或變得不再是自己。例如，明明還能正常行走及生活，卻擔心哪天得開始坐輪椅（這也是自我形象低落的問題）。而擔憂變得不再是自己，就是罹患失智症了。許多老年人都強烈地希望不要「給家人造成麻煩」、或是「讓別人看到難堪的一面」。

近來，老年人對於經濟的不安更是迅速增高，他們會擔心「突然生病時會不會沒錢」或者「是不是開始變窮了」。

就我個人看來，可以領取老人年金的世代其實沒有必要這麼擔心，但老年人還是生活在各種不安之中。

社會上有些歹徒專門以老年人為目標，想從他們身上獲取大量金錢，而慣用的手法就是煽動他們心中那些客體失落的經歷，以及對於孤獨的不安。我就看過不少老奶奶，比起自己更關心丈夫的健康，拚命買一堆保健食品讓他吃。

「與他人比較」沒有意義
——自愛得不到滿足，精神狀態就會變糟

我所推崇的漢斯．寇哈特，其理論基礎就是「當自愛得不到滿足，精神狀態就會變糟」。而就像本章所陳述的，自愛最大的問題，就在於會因各種情境及年齡的增長，越來越難以滿足。其中之一就是社會地位的失去。

之前身為社長或總經理的人，能成為公司顧問的話還好，但要是徹底退休了，就會變成一個普通的老人。

有些人因為不想如此，便一直抓著社長或董事長的職位不放，被人私下嫌棄為「打不死的老賊」。或許他們本身也知道，一旦失去了社會地位，自愛就再也得不到滿足。「老兵不死，只是凋零。」如何在最好的時機退場，著實是一門功課。

順帶一提，在醫生的世界裡，醫學院的教授基本上會被視為「勝利組」，但在退休後，能順利進入某家大醫院擔任院長當然很好，如果沒有職位，就只是沒有身分地位的一介醫師。六十五歲才要獨立開業，是相當困難的事。

相反地，有些人年輕時在教授競逐戰中失敗了，三十幾歲就獨立開業，結果把自己的醫院經營得有聲有色、逐漸擴充，最後成了院長。由此可知，人生的際遇實在難料。

不過，**社會角色並不僅限於工作或職業，參加社區活動或愛好團體，也都可以找到所需的歸屬感**。雖然希望大家早日發現這一點，在老後順利轉換人生，但越是一心為工作打拚的人，就越是難以做到。

關於老年人無法滿足自愛的問題，先前提過的容貌與身體機能衰落，也有很深刻的影響。當人一天天變老，不僅容貌，連智識、運動等功能都會退化，老人家甚至還會忍不住拿自己與他人比較。

例如「他的頭髮還是很濃密啊」、「那個人在退休後成了客戶的顧問」，或是「明明比我年長，卻可以輕鬆打完十八洞」等等……一直與別人比較並心懷羨慕，就跟覺得「別人家的草皮比較綠」一樣，是無法讓自愛滿足的。

不斷拿別人的優點來跟自己退化的部分比較，其實毫無意義。

本章最後會再提到，在思考如何處理老年人的不安時，儒家有著一套非常成熟的價值體系。

如同我至今一直告訴大家的，當人年紀漸長，不利的條件就會一直增加。但是，如果儒家價值觀依舊存在，他們所提出的「老吾老以及人之老」，應該會讓社會更容易維持住老年人與年輕世代之間的心理平衡。

日本還有一個非常值得讚賞的文化系統，就是「僅僅身為老人，就值得受到尊重」（可以維持自我形象與自愛）。然而，這一點已經由於西方價值觀的普及而消失了，這也是為何有越來越多的老年人無法滿足自愛的原因。

擺脱「對年老的否定」

——現在是最需要老人力量的時候

大家應該聽過「年齡歧視」（ageism）這個詞語，基本上它具有歧視老人的意涵，背後存在著「變老是一件壞事」的價值觀。

現今的日本，充斥著越年輕、越凍齡越好的想法。

例如在二〇一一年，橋下徹以四十二歲之齡當選為大阪市市長，就是一個典型的例子。

即使是在國政選舉中，當一個七十幾歲的資深候選人與一個三十幾歲的新進女候選人因競逐議員席次而受到媒體注目，無論實績或政策為何，年輕女性仍然比較容易贏得選票。

由於日本經濟一直無法擺脱低迷，企業經營也開始提出「注入新血」的口號，老牌的上市公司陸續出現四、五十歲的社長。

在這樣的氛圍中，老年人實在很難說出「現在是超高齡社會，年輕人給我靠邊站」。

但是，**隨著全球老年人口增加，由理解老人感受的高齡社長領軍的公司，說不定更能開發、提供對國內外深具吸引力的商品**。同時在政治上，也更應思考如何運用高齡者的智慧來管理政府。

現今高齡人口正急速增加的日本，應該在這方面成為世界的先驅。**我認為老年人應重新拿回權力，第一步就是建立「以老人為尊的社會」**。

過去的日本與現今相比，人口構成出奇地年輕。一九五〇年，日本人口的平均年齡為二十六．六歲，這是由全國人民年齡加總後除以總人數所獲得的數字。平均年齡較小的國家，代表該國的人口組成是以年輕人為主。

在經濟高速成長之前，日本的人口絕大多數都是年輕人和孩子。當時的總理大臣吉田茂在一九四五年進入政界已經六十七歲，我得知時也很驚訝。即使他過去有外交官的經歷，但是在那個人口結構異常年輕的時代，他卻以六十七歲的高齡從政，直接出任外交部長，第二年就當選總理大臣。

換言之，當時的日本是一個由少數老人帶領壓倒性多數年輕人民的國家。那時當然也有年輕的政治家，但高齡的吉田首相以傑出的政治敏感度和堅強的領導才能，為戰後日本的繁榮奠定了基礎。

回到現在，根據二〇一一年的數據資料，日本人的平均年齡是四十四・九歲，到二〇一二年已經超過四十五歲，❷也就是在現今的社會，每四人之中就有一個是六十五歲的老年人。

儘管如此，現在卻與從前相反，對年輕人懷有更多寄望與期待，實在不可思議。

正如先前所提，對於當今這個經濟遲滯、充滿悲觀的日本來說，如何開創更多符合老年人需求的產品和服務，才是讓日本在同樣迎向高齡化社會的已開發國家中打開新市場的契機。至於中國也受到「一胎化政策」的影響，人口將開始迅速高齡化。

現在明明是最需要老人力量的時候，日本卻反而強調「年輕才有價值」的觀念，導致現在不只是老年人，連中壯年在公司裡的處境都越來越艱難。

即使被無理地指責「明明沒做什麼事，卻坐領高薪」，或者「就是因為老傢伙不走，年輕人才無法成為正職員工」，現今的氛圍也讓年長者不敢回嗆：「你們知道我年輕時幾乎從早做到晚嗎？連加班都沒領過加班費！」

還有，為什麼連老年人都不排斥橋下徹，反而還投票給他呢？會不會連老年人本身都覺得，人越年輕越有價值，只要支持年輕有活力的人，就代表自己也同樣地年輕有活力？

這種氛圍背後隱含的是「對年老的否定」，還有「絕對不想變老」這種排斥年老、並且與之對抗的價值觀。

不可否認地，現今的抗老熱潮也在助長對年老的否定。當然，保持活力與健康非常重要，為了讓老年人遠離憂鬱症，並且幸福地走到生命的盡頭，我也認為不該讓自己過度退化及變得衰老。

然而，如果我們忘記自己到底為何要保持年輕有活力的狀態，抗老本身就會變成唯一目的，也成了「對年老的完全否定」。

我自己也寫了一本抗老書，或許有人會覺得這樣很矛盾，但我的本意都是希望大家能學會「與年老共存」，並且讓自己健康地活得長長久久。

❷編註：根據二〇一八年最新資料，日本人的平均年齡已達四十六．七歲，六十五歲以上老年人口的比例為二七．七％；台灣人的中位數年齡為四十一．三一歲，老年人口占一四．〇五％。

耶穌體會過變老的感覺嗎？

——東西方看待老人的思考差異

關於抗老的目的，我一直認為有「與老化抗爭」和「接受老化」兩個階段。人在某個時期之前，都會很努力地對抗老化，但最後還是必須接受老化的事實。只不過這個時期是在六十五歲、七十歲還是八十歲，則因人而異，難有確切的標準。

然而，如果到了八十歲都還是無法接受自己年老的事實，就可能因為抗拒老化而出現疑病症。

換言之，這樣的老年人會下意識地認定：「我沒有老，只是生病了；我走路不靈活，是因為腰痛，只要治好腰痛，我就會重新變得年輕有活力了。」

這種「年輕才有價值」的觀念，與「有能力工作才有價值」或是「能賺大錢才有價值」等強調勤奮的觀念是相通的，同時也與基督教文化有關。

在基督教文化中，老人是慈善事業的主要濟助對象，也是「需要被憐憫的人」，這與先前提到的「老吾老以及人之老」的儒家精神，有著很大的區別。仰賴別人的濟助與憐憫，是無法滿足自愛的，更不會感到快樂。

另一方面，佛教則宣揚世上沒有永恆的事物，認為世事「無常」，其基本思想是有因才有果，所以要人們接受有出生就有死亡的因果關係，並強調「不要執著」和「接受命運」的重要性。

而基督教——特別是新教，強調的則是「提升自我」這種強烈的自我改革精神，或許這就是東、西方在對待老人態度上的思考差異。

三十歲就死去的耶穌基督，大概從未實際體會過變老的感覺吧？但是，活到七十四歲的孔子及八十歲的佛陀，在他們的思想教誨中，卻可以發現年老體驗所形成的深刻影響。

然而，日本社會自一九九〇年代中期起，快速轉換成美國式的結構型態，我認為這是「經濟戰爭失利」與「價值觀戰敗」所造成的結果。

一直到八〇年代泡沫經濟時期被吹捧成「日本第一」之際，日本皆以家族式經營受到稱頌肯定，年功序列制和終身雇用制也被視為提升公司歸屬感和工作動力的秘訣，❸如今回想起來簡直有隔世之感。

因為相信「畢竟一輩子都要在這裡工作，如果公司倒閉就傷腦筋了」、「年輕時努力打拚，以後一定會獲得回報」、「只要兢兢業業工作，到退休前都不會失業」，對於認真工作的人而言，公司既是自己的家人，也是社會。

然而，到了九〇年代後半，美國式金融經濟席捲了整個世界，日本也匆促地轉向這種經濟體系發展，進入二十一世紀之後，這也一直是潮流所趨。

從家族式經營轉變成契約式經營之後，年功序列制與終身雇用制都已被取消，如果以為年輕時領取低廉的薪資努力工作，年老後會獲得回報，就會被告知「雇用合約裡根本沒有記載」、「你現在就拿得太多了」，現今的社會已經變成如此。

有過這種痛苦經歷的世代，今後也要加入高齡老人的行列。

說得極端一點，在以基督教文化為主的美國式社會中，老年人被視為低生產力的社會負擔；相對地，**在亞洲式社會裡，老年人則是擁有前人智慧，並且對社會貢獻良多而深受尊敬的存在。**

隨著老年人口的增加，全球越趨高齡化，歐美各國其實應該更傾向於亞洲式社會的思考模式。但是包含日本在內，當今的世界卻反而以美國式社會為標準，這是很大的問題。

歐洲雖然相對來說更重視社會福利，但是面對由希臘危機所引發的歐盟債務問題，還是必須以經濟、財政的考量為最優先。結果，許多無法跟上變化的老年人就這樣被世界捨棄。

總之，從心理學角度來看，包含現今的世界是以基督教文化為主流價值的問題在內，今後老年人在這個世間的生活會越來越艱辛。

---

❸編註：在泡沫經濟起飛的時期，美國哈佛大學社會科學院教授傅高義寫了《日本第一：對美國的啟示》（*Japan as Number One: Lessons for America*）這本書，分析二戰後日本經濟

高度成長的要因，盛讚日本的家族式經營，亦即將員工視為等同於家人的命運共同體，因而衍生出年功序列制和終身雇用制。年功序列是以年資和職位論資排輩，訂定標準化的薪水，通常搭配終身雇用的觀念，鼓勵員工在同一公司累積年資到退休。但在泡沫經濟破滅後，這些傳統式的經營觀念已不適合逐漸西化的日本而被捨棄。

第3章

失智症、譫妄、憂鬱症

—— 容易讓人誤解的老年症狀

與年輕時相比，老年人的大腦已經發生了各種變化，
在心理疾病上也有各種型態的表現，
有時只要排除身體致病的原因、服用適當藥物就能緩解。
正確地了解各種精神症狀的特性和區別，
最重要的是，即使老人家出現奇怪的言行，也不要過度驚慌，
比起一想到失智症就陷入「完蛋了」的悲觀情緒，
還不如及早帶長輩就醫，盡力尋求妥善的治療。

充實的軟體VS.老舊的硬體

——人生經驗豐富，大腦機能卻退化了

讓老年人心靈生病的原因是什麼？就如前一章所提，很多老年人都會經歷不安和失落體驗，而現行的價值體系並不重視老人，所以他們的處境十分艱辛。

此外，隨著年齡增長，周遭的人也經常認為他們「人格應該很成熟了」、「因為人生閱歷豐富，即使辛苦一點也能調適因應」。

如此成熟的老人雖少但確實存在，像瀨戶內寂聽和日野原重明❶這樣活躍於第一線的高齡有能之士，當然還是有一定的比例。

然而，**大多數的一般老年人，因為大腦機能較年輕時退化，應對不安和失落體驗的能力也跟著衰落，所以精神狀態容易變得不穩定。換句話說，雖然他們累積了很多人生經驗，但也必須將生理上大腦功能退化的事實列入考慮。**

如果用電腦來比喻，就像硬碟裡裝了過多的程式、也儲存了大量的數據，但CPU等硬體卻已處於老舊狀態。我們可以想像，只要一不小心，這部電腦就會突然當掉或無法啟動，造成許多麻煩的狀況。

隨著年齡增長，會有哪些主要的大腦機能隨之衰退？我們就來看看吧。

●神經傳導物質減少

就如至今一再重申的，大腦的神經傳導物質會隨著年齡增長而逐漸減少。例如，大腦中血清素的基線（正常值）濃度會降低，因此老年時承受強大的壓力，會比年輕時更容易得到憂鬱症。

●神經細胞減少

隨著年齡增長，神經細胞也會減少，特別是大腦的額葉會率先萎縮。自任職浴風會醫院開始，我已經藉由電腦斷層及磁振造影檢查，看過數千張老年人大腦的掃描圖像，幾乎只要看到圖像中額葉萎縮的程度，就能大約判斷出對方的年齡。希望大家不要誤解，**大腦萎縮並不是病，而是一種老化現象，即使沒有罹患阿茲海默症，只要上了年紀，每個人的大腦都會萎縮。**

●大腦動脈硬化

動脈硬化是膽固醇、中性脂肪等堆積在血管壁上，造成血管壁變厚、管道變窄，血液難以流通的狀況，這在大腦的血管中當然也會發生。或者應該說，大多數的老年人都有這個問題。

大腦動脈硬化往往會導致自發性低落或無法控制哭泣等情緒混亂的「情感失禁」，因此，老年人之所以缺乏動力及積極性，也和大腦動脈硬化有關。若是狀況惡化，造成大腦數條血管堵塞，就可能引發血管性失智症。

●功能性降低

在東京都小金井市對正常老年人進行的知能測試中，可以發現即使到了七十歲，他們的智力仍意外地保持在一定的程度。

然而，如果觀察細微的部分，就會發現老年人雖然在詞彙、單字或計算問題等語言性智力上可以保持高分，但是像完成繪畫問題或積木組合這一類的動作性智力，則從七十六歲開始慢慢降到ＩＱ一〇〇以下。簡單地說，他們的大腦運作效能已經比不上年輕的時候。

當然，在作家或評論家中，上了年紀依然活躍的老年人還有很多，這是因為他們大腦中主掌語言智力活動的顳葉功能相對保持得比較好。儘管如此，還是很少有人到了七、八十歲還能像年輕時那樣，清晰、明確地表達看法或是從事知性活動。

此外，由於大腦會從控制情緒的額葉開始萎縮，因此老年人在議論時會變得固執己見，也更容易被情感所左右。

● 閾值降低 ❷

老年人的精神狀態，很容易因為身體狀況而急遽改變。

即使是一直過著正常生活的老人家，在感冒發高燒到三十九度時，也有人會出現意識渾沌、興奮吵鬧或幻覺的症狀，或因為肺炎造成大腦氧氣濃度下降，就突然痴呆了。

換言之，每個人的大腦功能都有一道「高於此處即可正常運作」的基準線。年輕時的大腦功能會比這道基準線高出許多，但大多數的老年人幾乎都會降到接近基準線下限的程度。

當人生病時，大腦功能會變得比平時低下，但年輕人的大腦功能原本就高出基準線許多，因此若只是發燒，也不會引發妄想且情緒失控。

相對地，老年人的大腦功能已經比較低，很容易在生病時就降至基準線以下。很多時候，他們的大腦運作效能會因為當天的身體狀況，呈現出與昨天完全不同的差異。

此外，心靈健康時與心靈生病時，老年人大腦功能的表現也會大相逕庭。

也就是說，很多人在沒有憂鬱症時，就是一個正常的老人家；一旦出現憂鬱的症狀，就突然變得痴呆了。

心靈生病的時候，除了會出現憂鬱症狀，連智力都會受到影響。

只要出現些許憂鬱的症狀，有些人的情緒就會跌至谷底，甚至有想死的念頭。因此，希望大家能夠明白，老年人的心理落差要比我們想像中大得多。

此外，老年人容易受到藥物影響，這一點也必須注意。由於老年人的肝臟等內臟功能都已退化，藥物成分難以代謝，使體內的半衰期延長，總結來說，就是容易產生藥物的副作用。

即使不是直接作用於大腦的藥物，只是服用感冒藥之類的一般藥物，也有人會產生興奮、出現幻覺，或似乎變得痴呆。

在平常的時候，健康的老年人比起年輕人或中壯年，至少在知性能力上不會遜色太多。然而，只要發生一些對青壯年來說無關緊要的小事，像是有點發燒、出現生病的徵兆，或是藥物稍不適合，就可能使老年人的精神狀態突然變得不穩定。

雖然聽來有點嚇人，但遇到這種狀況時，只要排除致病的原因，老人家就會恢復正常。但因為多數人都不知道這一點，才會覺得他們「突然痴呆了」，而感到驚愕、不安。

之後會再詳述，不少老年人一旦住院，會因為藥物的作用和環境變化的影響，陷入歇斯底里或吵鬧不休。就算是醫生，也有很多人不了解老年人的這些特徵而未做出適當的處理，於是造成問題。

❶編註：引進健檢、提倡預防醫學的日本國寶級醫師，二〇一七年七月辭世，享壽一〇五歲。

❷編註：閾值（threshold）為臨界值，亦即使對象發生某種變化或反應的最低或最高條件，廣泛運用於建築學、生物學、化學、電信、電子和心理學等領域。

失智症、譫妄、憂鬱症

——老年人最常發生的「3D」疾病

美國大型出版社麥格羅希爾（McGraw-Hill）曾經出版《臨床老年醫學的本質》（*Essentials of Clinical Geriatrics*），這一本由美國老年醫學專業人員（包括護理師）專為負責基層醫療的醫師所編製的教科書，匯集了許多專家提供的實證論文，對於臨床現場的醫療處置很有助益。在第二篇的診斷和管理部分，是以老年人容易出現的症狀別分類，首先是「意識混亂」（confusion），其次是「憂鬱狀態」（depression），再者是「失禁」、「癱瘓」、「心臟病」……等等。

由上述症狀別來看，老年人的精神症狀被排在第一及第二順位，但這本書其實是內科的教科書，由此可知，精神症狀出現的狀況有多麼頻繁。

本書中寫道，**會引起「意識混亂」的是「失智症」（dementia）和「譫妄」（delirium），接著是「憂鬱症」（depression），這是老年人身上最容易發生的「３Ｄ」疾病，亟需大眾的關注。**

在日本，或許是因為許多醫生都未受過基層醫療訓練，這「３Ｄ」疾病意外地不太為人所知。而這裡要注意的重點，就是「Ｄ」一共有「三個」。

在日本，一般會傾向於將老年人的精神症狀都歸咎於失智症，卻不關注、或完全忽視潛藏於其中的憂鬱症，以及接著會提到的譫妄，這是最大的問題。

明明憂鬱症或譫妄只要接受適當治療就能痊癒，卻因為被誤判成失智症而加重了家屬的照護負擔，等到家屬精疲力盡了，老人家也真的得了失智症，再也無法恢復——這樣的悲劇真的曾在現實中發生。

比失智症更像失智症

——連醫生都容易弄錯的「譫妄」

在「3D」疾病之中，我最希望大家（尤其是醫生）能夠認識的病理狀態，就是「譫妄」。

126頁的表格整理出了譫妄和失智症之間的差異。首先，最大的區別是疾病發作的時程。**失智症像是有潛伏期一般，會隨著時間漸漸加重痴呆的狀況。譫妄則是會在某天突然開始大吼大叫、出現幻覺，或是堅信「有人要來殺他」，進而吵鬧不休，而且經常是在晚上發作。**

如前所述，老年人對環境的變化非常敏感，閾值也開始降低，一旦住院就可能出現錯亂狀況。因此，家屬常會被院方指責「隱瞞失智症而造成院方的困擾」，因而被迫轉院。由此可知，譫妄是看起來比失智症更像失智症的疾病。

譫妄和失智症的差別

特點	譫妄	失智症
發作	急性，多在夜間	潛伏性
變化	一天內不斷變化，時而恢復正常，夜晚會惡化	通常一整天都不會有所變化
持續時間	數小時到數週	數個月到數年
意識	低下	清晰
注意力	會在一天之內出現低落、異常警戒或放空等變化	平時正常
適應力	有時會下降，出現將兩個不同的熟悉場所或熟人弄混的狀況	大多時候都低下
記憶	剛發生或近期的記憶受損	近期記憶及長期記憶受損
思考力	混亂	低下
認知	較容易出現幻覺或妄想（通常是視覺上的）	平時正常
說話	前後不一、口齒不清，說話過快或過慢	難以用語言適當表達
睡眠	總是中斷	經常斷斷續續
身體疾病或藥物成癮	單獨或兩者	大多數沒有

《臨床老年醫學的本質第三版》

但是，就像先前反覆提及的，原則上失智症並不會突然發病。當老年人住院後精神上突然出現異狀，身為老年醫學專家的我們，會優先懷疑是譫妄而非失智，但這項常識意外地不太有人知悉。

此外，只要比較過整天的症狀變化就會知道，失智症除了在某些時段會狀況好轉，基本上一整天裡沒有太大差別；但如果是譫妄，則往往會突然恢復正常或突然變得異常。

譫妄的症狀，最短大概幾小時，最長也大多是幾週就會恢復。雖然有時因為譫妄的遷延化，偶爾會出現長達數年都處於譫妄狀態的案例，但基本上都會在短時間內恢復。當然，若是失智症則不可能恢復。

當患者處於譫妄狀態，意識會變得渾沌，注意力也會急遽下降；但失智症患者的意識清晰，注意力也大致正常。既然意識狀態並未混亂，詢問他們眼前有些什麼時，也多半都能答得出來。

在適應力方面，譫妄經常會將某個熟悉的地方誤認為另一個熟悉的地方，例如明明是睡在醫院的病床上，卻一直誤認成是自己家裡的床。

雖然126頁的比較表指出失智症的適應力「大多時候都低下」，但就我的經驗而言，失智症反而意外地不太會使患者的適應力變低。

例如，罹患失智症的老年患者，初期可能只是答不出當天的日期，隨著症狀慢慢惡化，才開始答不出年齡。畢竟日期每天都在變化，但年齡每年只會變化一次。

到了失智症中期，答不出年齡的狀況就會逐漸增加。如果詢問這個階段的患者「您幾歲了？」，他們會聰明地用「我在大正十三年（西元一九二四年）出生」、或是「我盡量不去思考年紀」這些話含糊帶過。

在這種情況下，要是不逼問他們：「如果在大正十三年出生，那您現在幾歲呢？」是不太可能發現他們罹患失智症的。

或者，他們想在商店購買果汁，售價是一百五十日圓，當他們無法正確地拿出一百五十日圓時，就會每次都用一千日圓的紙鈔結帳。

因此，很多失智症老人的錢包裡都塞滿了零錢。即使他們算不出物品的正確價格，也會用「大兼小」這種符合邏輯（正確的價格金額會包含在大鈔裡）

的方式來解決狀況。

還有老人家是突然開始對家人說敬語，進而才被發現罹患了失智症。過去總是趾高氣昂的人，隨著失智症惡化，變成連對自己的兒子都說起敬語。這是因為他們已經分不清自己是在跟誰說話，也不知道自己的說話方式會不會觸怒對方（是否失禮），為了避免引發衝突而遭到暴力對待，他們才設下這樣的防線。

就像這樣，失智症患者具有不可思議的適應力。也正因如此，才使得失智症遲遲未被發現，但譫妄可以說完全不會有這種傾向。

在記憶方面，譫妄患者完全不記得處於譫妄狀態時所發生的事，失智症患者則會出現各種記憶衰退的現象；至於思考力，譫妄患者是混亂的，失智症患者則是低下的。

近似「夢遊症」的意識障礙

——譫妄發作時，會出現突兀言行

在我們這些老年醫學專家之間，都有著這樣的共識——「長期就診的失智症患者若是症狀突然惡化，就要懷疑腦血管有可能堵塞，最好做個磁振造影檢查掃描腦部，再拍張胸部X光片。」

即使罹患的是肺炎或肺癌等身體疾病，也容易引發譫妄或大腦功能急遽衰退的症狀。而**輕度的譫妄，看起來很像失智症突然惡化。**

若診斷出是譫妄，只要治療身體上的疾病或緩解疼痛，患者的狀況通常就會恢復到原來的水準。

就算是失智症惡化了，最好也要留意是否有未察覺的身體病症。基本上失智症是大腦退化的疾病，患者最後會變得越來越安靜，而譫妄則很容易出現幻覺和妄想。

我在醫療現場最常看到的，就是患者像先前描述的那樣，在住院治療後突然陷入混亂狀態，歇斯底里地大吼大叫。

也有患者在住院時，躺在病床上一直「〇〇～〇〇～」喊著女兒的名字，或是驚恐地說著「這裡有蟲」、「天皇陛下從電視裡走了出來，一直叫我的名字」等不合常理的話。

此外，疼痛也會導致譫妄，例如骨折患者就容易因為住院等環境變化而引發。初次見到譫妄症狀的人，通常會誤以為是失智症嚴重惡化，但其實並非如此。**譫妄是一種意識障礙，近似於一般人所認知的「夢遊症」**。

當譫妄狀態嚴重時，也有患者曾突然起床，從鄰床開始把同一個病房患者的點滴依序拔掉。

即使患者乍看相當正常，一旦出現嚴重的意識障礙，就會做出這些突兀的行為。而如前所述，這在旁人看來就像是突然痴呆了。

此外，藥物的副作用也經常會引發老年人的譫妄，特別是大量服用舊型抗組織胺感冒藥劑時，很容易會發作。

譫妄基本上被認為是多巴胺相對過剩所造成的。這是指多巴胺本體並沒有額外增加，而是乙醯膽鹼減少造成了多巴胺相對過剩的狀態。

當體內的多巴胺過剩時，就會產生幻覺及妄想——這是思覺失調症等病症的疾病模型，也是為何譫妄看起來會比失智症更像失智症的原因。

重新正確地認識失智症

——有九成的患者，都會慢慢變安靜

很多人對失智症都有錯誤的刻板印象，認為患者會「陷入一個人什麼都做不了的悲慘狀態」，或是「充滿妄想及四處遊蕩，到死都讓家人疲於奔命」。或許因為如此，許多家屬一聽到長輩罹患了阿茲海默症，都會深受打擊，但是這些認知與實際上的失智症卻有很大的不同。

例如，相較於出現妄想或四處遊蕩的患者，整天都溫順地坐在房間裡的患者反而占更多數。換句話說，大部分的失智症患者都會變得越來越安靜。

事實上，**對失智症的錯誤認知所引發的無端恐懼及不安，也是導致老年憂鬱症的原因之一，因此首要之務就是必須正確地認識失智症**。

日本現今據說有二五〇萬人罹患失智症，如果真有這麼多人，我們應該更

常見到失智症患者才對，但事實卻非如此。這代表我們都被關於失智症的錯誤刻板印象誤導了。

那麼，我們何以不常見到失智症患者呢？

原因就如先前所述，許多失智症患者都把自己關在屋子裡；還有患者明明得了失智症，除了自己當然不知道，家人及周遭的人也都沒有發現，於是就這樣每天如常地生活。

這與老年憂鬱症的問題很類似，失智症患者即使偶爾出現嚴重的健忘、或失去往常的活力，本人或是周遭的人也只會認為「上了年紀就是這樣」。

失智症的症狀可以分為「被偷妄想」、「四處遊蕩」、「突然暴怒」等陽性症狀，以及慢慢變得安靜沉默、開始發呆等陰性症狀，兩者的區別相當大。會出現陽性症狀的問題行為型患者，其實只占全體失智症患者的一成。

由於目前失智症患者已達二五〇萬人，即使問題行為型患者只占了一成，也有二十五萬人。雖然因此受苦的患者家屬絕對不在少數，但從比例上來看，仍舊還是少數族群。

在這裡希望大家明白的是，失智症絕不是特殊疾病，也並不罕見。一項針對美國波士頓郊區居民進行的調查顯示，基本上，在八十五歲及其以上的老年人之中，有四六%都符合失智症的診斷標準。

我還在浴風會醫院工作時，曾解剖過大約半數的過世患者。檢查他們的腦部之後，就會發現即使生前沒有明顯的失智症狀，**只要過了八十五歲，每個人的大腦都會出現失智症特有的變化。雖然程度各有差異，但一定都有變化。**

由此可知，阿茲海默型失智症是人類的老化現象之一。就像人老了白頭髮會增加、臉龐會刻上皺紋一樣，大腦也會隨著年齡增長而老化。

具體來說，就是大腦的神經細胞會減少而造成萎縮，以及β類澱粉蛋白會沉積在大腦組織裡形成斑塊，腦細胞中還會出現神經纖維的糾結——這些增齡變化會發生在每個人的身上。

β類澱粉蛋白在大腦細胞中的沉積，有人在四、五十歲左右就會發生，到了七十歲，約有半數的人會發生。話雖如此，也不是每個出現這種沉積的人都會罹患失智症。

以阿茲海默症來說，雖然其患者身上的這種增齡變化尤其快速、明顯，但它還是與每個人因老化產生的大腦變化有著共通的關連。

例如，實際年齡只有七十歲，知性能力卻退化到八十五歲左右的水準，大概就是失智症。而這個人的大腦在一年之後恐怕又會多退化兩到三歲，降至八十八歲的程度。

因此，**失智症被認為是大腦老化速度異常快速的疾病。不過基本上它還是一種老化現象，所以九〇%的患者都會變得越來越安靜。**

失智症共有的核心症狀

——換個角度看，「做得到的事還有很多」

包括阿茲海默症在內的所有失智症患者共通的症狀，就是所謂的「核心症狀」。核心症狀與個性及環境無關，是由大腦病變所引起。

失智症的核心症狀有「記憶障礙」、「定向障礙」、「思考力・判斷力低下」、「注意力低下」、「失語・失認・失用」等。

大部分的失智症患者，會在早期階段出現「記憶障礙」。起初是忘記「今天早餐吃了什麼」這種最近才發生的事，接著變成連「自己吃過東西」都不記得，最後就是舊有的記憶都跟著丟失。

「定向障礙」則是指一個人分不清今天是幾月幾日、自己在什麼地方，或者眼前的人是誰的混亂狀態。他們雖然會因為方向感變差而迷路，卻不屬於遊蕩的狀態，因為他們並不是漫無目的地四處亂走，而是想要到某個地方卻忘了怎麼去。同時他們也失去了時間的概念，明明是午睡，醒來卻以為是早上了，就算在半夜也想要出門。

關於「思考力・判斷力低下」，其實在初期症狀中，知能測驗測得的患者智力並不會大幅衰退。例如「一〇〇減掉七是多少」這種心算和話語的理解，還有「魏氏智力測驗」（Wechsler Adult Intelligence Scale; WAIS）這種一般的ＩＱ測驗，分數也幾乎不會下降。

麻煩的是，他們的綜合判斷能力卻退化了。

我們經常不解，為什麼老年人會被詐騙集團粗劣的手法欺瞞，原因就在於此。簡單來說，老年人會上詐騙集團的當，正是因為他們能理解對方說的話。

當詐騙集團謊稱他們的兒子或孫子「因為出了車禍需要錢」，老人家聽到後就會急忙想著：「糟糕，我得趕快匯錢過去……」所以，他們並不是因為知能退化到無法理解對方說的話，才會受騙上當。

失智症患者的問題在於，即使周遭的人提醒過，「如果有人打電話來要你匯錢，那一定是詐騙，所以要小心」，他們還是會忘了這件事。

綜合判斷能力是一種參考至今為止所得的生活經驗和建議，針對眼前事態做出反應的能力。只不過在失智症初期，這項能力就會下降，患者的注意力變得只集中在眼前的人或電話裡交談的人身上。

此外，雖然失智症初期最常出現的症狀是健忘，但隨著記憶障礙的出現也會造成「注意力低下」，使老年人的記憶變得模糊、不甚清晰。

「失語・失認・失用」的「失○」，是指「無法○○的狀態」。

在「失語」的初期階段，患者的詞彙變得貧瘠，最終會導致無法理解別人說的話、或失去語言表達的能力。「失認」則是對於眼前的事物是什麼，無法理解和辨認。「失用」的初期症狀大多是忘記手機、電視遙控器或洗衣機的用法，一旦惡化，往往會連筷子怎麼用，浴室、廁所的用法都不記得。

儘管順序或程度有所不同，但核心症狀會隨著病況惡化而增加，最終出現所有的症狀。

說到這裡，或許有些人會覺得：「到最後果然還是什麼事都做不了啊！」

的確，**一旦罹患失智症，人們看到的全都是「做不到的事」**，卻沒發現**「其實做得到的事意外地還有很多」**，而這是非常重要的。**特別是失智症初期，幾乎所有的事都還是做得到。**

隨著症狀惡化，做不到的事雖然會不斷增加，但個別差異很大。此外，與憂鬱症、譫妄相比，失智症雖然無法痊癒，卻較少出現問題行為。就算本人已經失去許多行為能力，也有長期照護險提供協助，因此還是很有可能好好地過完老年生活。

《李爾王》是失智症的故事？

——忠言逆耳的愛反而釀成了悲劇

如果將莎士比亞的著名悲劇《李爾王》做個簡單概述，我認為就是一個初期失智症患者的故事。

年邁的李爾王決定退位，將國家的領地分給三個女兒。大女兒葛娜莉和二女兒蕾根佯裝孝順地用甜言蜜語騙取領地，最小的女兒科蒂莉亞則因為深愛父親，沒辦法假裝高興地討好父親。結果，科蒂莉亞的孝行卻反而激怒李爾王，與她斷絕了關係。

然而，兩個姐姐在獲得領地後，對沒有利用價值的父親立即態度丕變，冷酷地將他趕出國家。四處流浪而狼狽不堪的李爾王，雖然與成為法國皇后的科蒂莉亞重逢，法國軍隊卻在戰爭中大敗，科蒂莉亞被殺，李爾王也因悲傷過度而死去……

這原本應該是一齣與最愛自己的小女兒重逢，擁有幸福結局的人情喜劇；但李爾王潦倒流浪到最後，竟成了所有人都死去的悲劇。

事情的起因，就在於李爾王一開始被大女兒和二女兒的花言巧語愚弄，無法分辨真正愛他的科蒂莉亞話語當中的真意。因此，認為「李爾王有失智症」的論點，有其可信之處。

我認為，這個故事提醒了我們，該如何對待包括初期失智症患者在內的所有老年人。**在失智症初期，患者很容易將所有的注意力放在「當下」或「眼前的人」**。雖然聽起來很殘酷，但科蒂莉亞正直的行為卻犯了最基本的錯誤。

如果她這個唯一深愛老父親的女兒能夠更了解老年人的心理，努力試著讓他高興，或許就不會發生後續的悲劇了。

在我看來，莎士比亞或許是想表達這一點吧——**「不要認為唯有忠言逆耳才是愛，有時候說好聽的話，也是讓長輩快樂的方法。」**

失智症因人而異的周邊症狀
——個人的性格、價值觀會造成不同反應

相對於先前提過的「核心症狀」，是所有失智症患者共通的症狀，「周邊症狀」則是因人而異所表現的症狀。雖然這樣形容不算恰當，但如果用容易理解的方式說明，周邊症狀可以說是核心症狀的「附加症狀」。

雖然大約九成的失智症患者會變得越來越安靜，但有時候因為周邊症狀的影響，老年人在真正罹患失智症之前，可能會突然性格大變，出現讓家人難堪的言行。

不過，**周邊症狀只要透過服藥等適當治療、加上妥善的照顧，努力消除患者的不安及恐懼，就沒有必要過度擔心**。相對地，如果像記憶障礙這種核心症狀，則是不管做了多少記憶力訓練，都無法恢復。

妄想、遊蕩及幻覺等異常行為，是較常被提及的周邊症狀。這基本上是因為患者有「記憶障礙」這個核心症狀，無法正確判斷情況，於是陷入混亂，進而強烈地感到不安。

由於失智症是大腦異常老化導致各種機能與能力受損的疾病，當某項機能障礙發生時，其餘的大腦功能如何反應，是導致周邊症狀各有變化的原因。

因此，即使是相同的機能障礙，也會因為患者原本的性格和周遭的人際關係、生活環境等，表現出大為迥異的周邊症狀。

例如，原本「應該放在這裡」的錢包找不到了，有的人會沮喪地自責：「我的記性怎麼變得這麼糟？」有的人會憤怒地懷疑：「一定是那個人偷的！」；有的人則是毫不在乎地想著：「說不定晚點就會出現了。」

大腦還留下什麼功能，加上個人擁有何種價值觀、度過什麼樣的人生，以及原本具有的知性能力，都會使每個人出現不同的反應。因此，失智症患者的周邊症狀都各有差異與特性，不一而足。

例如，有患者一到傍晚就靜不下來，明明待在熟悉的家裡，卻吵著「要回家」，這種症狀被稱為「日落症候群」，是患者待在家裡卻無法安心、感覺不適時會出現的狀況。

最好的處理方式並不是去否定患者，一直說服他「這裡就是你家啊！」而是和他一起出門，稍微到外頭走一陣子，在附近繞一圈之後，再跟他說：「你家到了喔。」對方往往就會接受了。

如果患者堅持要「自己回家」，可以悄悄跟在他後面，然後在途中喊聲：「我來接你了。」這樣也可以順利讓患者回到家裡。

老年人為何會有妄想？

——處於弱勢所產生的不安、混亂及焦慮

失智症患者較常出現的妄想，一種是懷疑媳婦或附近鄰居等人偷了自己錢的「被偷妄想」，還有不斷指責配偶出軌的「嫉妒妄想」。

首先希望大家理解的是，**這些妄想產生的背景，主要是來自老年人對自己處於弱勢的不安，以及為了在周遭的人際關係中保護脆弱的自己，才會引發這種類似焦躁的情緒。**

如果患者說自己的錢不見了，就陪他一起在可能遺失的地方尋找，不需要騙他說：「對不起，是我偷的。」

如果患者懷疑配偶出軌，可以多跟他溝通、或增加一些肢體接觸，緩解他心中產生的疏離感，這是非常重要的。只要患者覺得自己「得到旁人的認同」、

「守住了自己的地位」，因而感到安心，就能抑止妄想的出現。

妄想，是記憶力衰退這個核心症狀所造成的錯誤認知。當患者出現意識障礙時，則容易產生「幻覺」，看到或聽到實際上不存在的東西及聲音。

特別是當意識障礙到達譫妄等級時，甚至會出現「幻視」，像是一直堅稱「有不認識的男人站在那裡」或是「那裡有蟲」等。因為本人（覺得）看到了，所以否定或說服對方「根本什麼都沒有」是毫無意義的，此時最需要做的，就是握住對方的手，讓他們感到安心。

此外，老年人也可能因為妄想而突然暴怒，甚至行使暴力。

當老年人情緒激動時，如果同樣以情緒化的方式回應他們，只會讓事態更加惡化。因此，這時要以安撫對方的情緒為最優先，盡可能溫和地給予回應。

失智症患者之所以情緒爆發，其中一定有什麼原因。可能是之前一直做得到的事現在做不到了，感到生氣委屈；或是自己想做什麼卻被阻止，因而暴躁不滿。**從客觀的角度去判斷讓患者情緒爆發的狀況，再試著用各種方法安撫，或許就能從每個老人家身上找到「讓他們平靜下來的安撫模式」**。

這種狀況經常只要靠旁人的適當回應就能改善，但患者如果一直處於激動狀態，完全無法平靜，就需要諮詢精神科醫師，有時可以服用藥物來控制。

此外，有老人家好幾天都不洗澡，這也應該是事出有因。例如，他們可能忘了怎麼脱衣服、或是進了浴室就不知道接下來該做什麼；也可能是更衣室或浴室太冷，讓他們不想脱衣服，或是腳站不穩怕自己滑倒等等。

如果一直為他們不肯洗澡而生氣，狀況不但無法改善，甚至還會變糟。好好找出他們不肯洗澡的原因，盡可能解決這些問題，才是必要的做法。老人家如果忘了怎麼穿脱衣服或洗澡，可能就需要旁人的協助。

由於協助沐浴是需要力氣的重度勞動，如果患者的身體機能低下，建議可多利用到府沐浴服務或日間照顧。特別是團體活動的日間照顧中心，❸即使老人家起初會排斥，最後通常都會順利適應。

再提醒一次，每個失智症患者的周邊症狀各有不同，因此本節的說明，包括應對方法在內，僅是提供參考而已，希望大家能夠理解。

如前所述，每個患者原本的性格和至今為止的人生經歷、生活環境，以及大腦衰退的部位、仍可運作的部位都大不相同，即使周遭的人想用同樣的方法來處理周邊症狀，老人家的反應也會各有差異。

此外，當額葉開始萎縮，往往也會出現個性徹底改變的人格變化。

這裡也要再次提醒，失智症老人之所以出現妄想，背景成因是身心的衰退以及處於弱勢的不安與混亂，因此要盡可能避免、消除會導致妄想的狀況。

同時，我們也要認真關照失智症患者的自尊及情緒。下一節將會提到，即使各種機能衰退了，人類的情緒卻不會消失。

---

❸編註：在台灣，長照需要者可以利用的居家與社區式服務類長照機構，包括有日間照顧中心、托顧家庭和長照巷弄站等。

「可以責罵失智症患者嗎？」

——就算被責罵，也馬上就忘了……

經常有家屬或照顧者會問：「可以責罵失智症患者嗎？」或是「可以否定他們的妄想嗎？」關於這些問題，以下是我的想法。

無論是責罵他們或否認他們的妄想，失智症患者都不會記得。

說得極端一點，即使我們氣得對他們大吼：「到底要我再說幾次！」他們很快就會忘記，所以也不太會記恨。就算罵再多難聽的話，也不會讓他們的大腦萎縮得更厲害。換句話說，責罵並不會使失智症惡化。除非是說的話太讓人惱火或咄咄逼人，使患者血壓突然升高，否則不會有太大問題。

然而，失智症老人不但會忘記被罵的事，更會忘記被罵的原因。所以可能還不到一個小時，他們又會把先前「旁人大吼大叫斥責他的事」再做一遍。

看到這裡，或許大家會想著：「怎麼生氣都沒用，對照顧者來說實在太累了。」但真正的問題不在於此。

被罵的事實及原因這些與大腦皮質相關的部分，失智症患者雖然會完全忘記，但是大腦邊緣系統所主掌的情感記憶，卻會留存下來。

換言之，患者會處於「雖然不知道自己為什麼生氣，但總覺得很生氣」的狀態。舉例來說，就像是一般人應該都有過的這種經驗——上班途中要是差點被突然衝出來的車子撞到，心裡那種「真可惡！」的惱火感受，可能會持續一整天，久久難以平復。

因此，**失智症老人或許會忘記被罵的內容，但被罵時的不快感會留存下來，讓他產生更強烈的不安及疏離感，而被驅使著做出進一步的問題行為。相反地，如果讓他們保持心情愉悅，就比較不會造成麻煩**。失智症就是這樣的疾病。

所以，如果讓患者心情變糟，最終要收拾後果的還是照顧者自己。然而，照顧者也是人，不可能一直無條件地忍受下去。因此我（在考慮過正、負面結果之後）會回答：「要是真的忍不下去了，就罵吧！」

漸受關注的「路易氏體失智症」

——在幻視妄想、運動障礙之間反覆發作

我想很多人現在都已經知道，失智症並不是只有阿茲海默症這個類型。

在日本的失智症患者中，大約有一半是大腦異常老化的阿茲海默症，其次是經常因動脈硬化導致腦梗塞造成的血管性失智症。不過從統計數據來看，阿茲海默症還是占大多數，而且年紀越大，罹患率越高。

直到不久前，失智症還大致被分成這兩個類型，但是隨著研究進展，已經發現另一種類型，那就是近來受到注目的「路易氏體失智症」。**路易氏體失智症是一種神經退化性疾病，主要是大腦皮質的神經細胞中出現了稱為「路易氏體」（lewy bodies）的異常沉積**。據說大約有一〇%的失智症是屬於這個類型，而路易氏體失智症也因日本的著名演歌歌手橋幸夫介紹宣導，而廣為人知。

橋幸夫之所以會宣導這種疾病，是因為他的母親原本被診斷患有阿茲海默症，但從各種具體的症狀來看，才發現很可能是罹患了路易氏體失智症。

路易氏體失智症除了有記憶障礙之外，還會反覆出現近乎真實的幻視。例如，患者會不斷述說「送報的人在他睡著之後跑進房間」，或是「陌生的孩子在周圍跑來跑去」，彷彿真的看到眼前有人一樣。

他們的肌肉會開始僵硬，導致行走困難、動作緩慢、雙手顫抖，進而併發「類帕金森氏症」（症狀近似帕金森氏症）這種影響行動能力的運動障礙，這是路易氏體失智症的另一項特徵。

類帕金森氏症是神經傳導物質多巴胺不足所引起的，因此在治療時會補充多巴胺；然而多巴胺一旦過剩，就容易造成幻視及妄想。

如果想改善運動障礙而補充多巴胺，就會加重幻視及妄想；相反地，若為了抑制幻視而服用阻斷多巴胺的藥物，又會使類帕金森氏症惡化。因此，**路易氏體失智症造成的問題，比較不是認知機能的障礙，而是在幻視、妄想等精神症狀和類帕金森氏症的運動障礙之間反覆發作、進退兩難的麻煩。**

更令人困擾的「額顳葉失智症」

——無法抑制欲望，任意做出問題行為

還有另一種更令人困擾的失智症類型是「額顳葉失智症」（frontotemporal dementia; FTD），發生比例在所有失智症中約占五％。從前它被稱為「皮克氏病」（Pick's disease），是一種早發型失智症，但也有人在七、八十歲發病。

額顳葉失智症是腦部的額葉、顳葉漸漸萎縮的退化性疾病，會使患者無法抑制情感，導致性格大變。

另一方面，大腦中主掌記憶的海馬迴等其他部分則退化較慢，因此像是今天幾月幾日、自己現在在哪裡等定向感功能（orientation），或是過去的「開心旅行經驗」等情感性情節記憶，都相對保留得比較好。

由於額葉功能大幅衰退，患者會難以控制情緒、思想僵化，出現每次都在

相同場所吃相同食物的「刻板行為」（不斷重複某一行為的症狀）。

還有一個類似的特徵，則是日復一日都在同一時間、同一家店購買同一品牌商品，被稱為「固定儀式行為」的獨特症狀。

這聽起來似乎很嚇人，但**額顳葉失智症的主要症狀還是持續哭鬧、大喊大叫等情緒失控現象，或是對某個想法固執地鑽牛角尖**。

除此之外，**額顳葉失智症患者也會性格大變、以自我為中心，毫不在意地做出偷竊之類的反社會行為**。由於患者缺乏自己生病了的病識感，因此會為所欲為，完全不受控制。

這是由於患者抑制衝動的能力退化，因而無法克制自己的欲望，於是眼前有甜食就一直吃、明明制止他們喝酒了還是一直喝。此外，他們還會在超市發現想要的東西就順手牽羊，或是看到女性的臀部就忍不住去摸……出現這些無法控制自我行動及情感的「失控行為」（disinhibition）。

就像年齡很小的幼童，即使告訴他們只要在爸媽回家前忍住不吃眼前的零食，就會得到更棒的獎勵，還是會有忍得住的孩子和忍不住的孩子。額顳葉失智症患者的失控行為也是類似如此——對他們來說，眼前的欲望要比之後的懲罰（或獎勵）更為重要。

然而在這種情況下，患者卻還是有能力說出「沒注意到收銀台在那裡」，或是「因為太漂亮了，一時鬼迷心竅」這種明確的藉口。

明明知能測驗的分數及記憶力幾乎都沒有衰退，卻連接出現問題行為，對家屬來說，這種失智症實在讓人非常困擾。

再加上阿茲海默症也會因為周邊症狀而導致問題行為，很多家屬往往為了照顧失智症老人而疲於奔命。

失智症患者有二五〇萬人，問題行為型如果占了一成就有二十五萬人，兩成就有五十萬人，這數十萬名患者的家屬，都置身於嚴峻的困境之中。

基於這些原因，也難怪每當家中長輩出現某些精神症狀，家屬就會擔心是不是「老年痴呆」了，這種不安很能讓人理解。

但**如果是突發的急性症狀，比起失智症，最好還是先考慮老年憂鬱症或譫妄的可能性，尋求專業的醫師診斷。**

要是置之不理，除了無法解決問題，還有很高的風險，會讓原本不是失智症的憂鬱症或譫妄就此惡化成失智症。如果一開始就誤以為是失智症，也會導致相同的後果。

至少，可以先試著服用抗憂鬱藥物、或治療譫妄的症狀，如果真的不見改善，再來接受「果然還是失智症」的結論也不遲。

出現妄想的「老年期精神病」

——其他知能都正常，卻有某種執拗妄想

即使沒有得失智症，大腦額葉到了七、八十歲也一定會萎縮。所以只要上了年紀，每個人的思考都會變得制式、固執；隨著大腦的海馬迴功能逐漸衰退，記憶力也會慢慢變糟。

為此，我們首先就要認知這個理所當然的事實——**「無論覺得自己或身邊的人有多麼健康，與年輕時相比，自己的大腦早已發生了各種變化」**。

所以，老年人除了失智症和憂鬱症之外，還會出現其他精神症狀。

在這裡，我想談談精神科醫師所稱的「老年期精神病」（晚發性妄想精神病；late paraphrenia）。具體來說，這種病的患者會有幻覺或妄想，但原則上並不包含失智症所引起的妄想。

失智症的妄想，是患者將記憶障礙造成的記憶缺失轉換成自我想像而引發的，因此與一般的妄想不同。所有的知能維持不變，卻偏偏對某種妄想出現病態的執著，這種狀態則被視為是「老年期精神病」。

即使統稱為妄想，患者內心受到糾纏的偏執程度還是有輕重之分。「出現妄想」與「被妄想支配」，兩者的程度就完全不同。當然，緊迫感越強烈，就越容易陷入被支配的狀態。

例如，只是莫名認定「那傢伙偷了我的東西」或是「我會被這個人殺了」，這是「出現妄想」。一旦進展到「被妄想支配」的程度，就會滿腦子都被這個念頭糾纏，除了可能拚命打電話報警，最糟糕的情況還可能直接先殺死對方。

當老年人產生妄想，即使是失智症造成的「被偷妄想」，服用思覺失調症用以抑制妄想的藥物，也會有一定的效果，只不過還是難以完全消除。

即便如此，只要服用藥物，就能減緩妄想的緊迫性，讓患者從被妄想支配的狀態，改善成抱持這樣的想法——「那傢伙又偷了我很多東西，但我可以忍耐」，或者「這傢伙真是無可救藥」。

老年人的心理疾病有各種型態

——產生妄想，並不代表就是失智

接下來，我們繼續討論妄想。先不論哪些妄想屬於老年期精神病的範疇、哪些又不是，事實上，**老年人會基於各種原因而產生妄想**。

就像先前說過的，失智症老人會出現妄想，是因為他們將腦中缺失的記憶替換成了自己任意的想像，再把它當成真正的記憶，所以就算糾正他們「不是這樣的」，他們也聽不進去。

如前所述，憂鬱症也會出現妄想，而其主要特徵是「大家都討厭我」的被害妄想，以及被稱為憂鬱症三大妄想的疑病妄想、有罪妄想、貧困妄想。

原本，精神病的定義是「意識清楚，卻出現幻覺或妄想」，因此老年期精神病和意識障礙所引起的譫妄，是屬於不同的範疇，但是當譫妄發作時，也容易陷入幻覺及妄想的狀態。

還有原本就頑固的人變得更偏執、有點多疑的人變得更疑神疑鬼，這種原本個性的極端化也會引發妄想，從只是「動不動就懷疑別人」的程度，變成直接認定「這個人偷了我的錢包！」。

有時候，藥物的副作用或某種荷爾蒙異常，也會導致幻覺與妄想。

除了這裡列出的原因，如果大腦沒有什麼特別的疾病，卻出現了幻覺或妄想，一般來說就是老年期精神病。不可思議的是，很多人就一直維持這樣的狀態，勉強過完了一生。

由於患者多少會出現「被偷妄想」、「被害妄想」和「嫉妒妄想」，原本還讓人擔心會逐漸演變成失智症，但有不少人確實就這樣活到最後。

只是從數據來看，比起維持住不再惡化的人數，妄想最後變成失智症前兆的狀況還是比較多。有個例子就是妻子突然開始懷疑「丈夫是不是出軌了」，接著大約在兩、三年之內，就發展成了失智症。

一旦出現妄想症狀，很難說最後到底會不會惡化成失智症，畢竟現實中有不少人長達五年、十年都沒有痴呆，其他的知能也沒有退化。

由此看來，**老年人和年輕人、中壯年世代確實大不相同，在心理疾病上會有各種型態的表現。**

最重要的是，即使老年人開始出現奇怪的言行，也不要過度驚慌。如果是老年期精神病造成的妄想，只要服用適當的藥物，就能讓患者從被妄想支配的狀態中緩和下來。

比起一聽到失智症就陷入「完蛋了」的悲觀情緒，還不如早一點帶長輩就醫，盡力尋求妥善的治療。

心理影響生理，生理影響心理
——老年人症狀惡化的雙向模式

當老年人罹患憂鬱症，相較於典型的憂鬱症狀，會更常轉化為「頭痛」、「腰痛」或「心悸」等身體上的症狀表現出來，因此需要特別注意。這是在第一章等處提過的「身體化疾患」或「假性憂鬱」的問題。

正因為心靈和身體之間的連結是如此密切，當體內潛伏著疾病、大腦血液裡的氧氣濃度不足，或單純只是身體不適，就會產生幻覺或妄想，甚至成為觸發憂鬱症的因素。身體狀態就是如此容易影響我們的心靈。

例如，得了流感導致免疫功能下降，經常就會讓人陷入憂鬱狀態。即使是年紀較輕的人，也常會在免疫力變差時，強烈地感到不安、或變得沮喪消沉。

我們偶爾會聽人說起：「我重感冒躺在床上時，女友特地過來做飯，讓我十分感動，因而成為我們結婚的契機。」這就是因為我們在感冒時會變得比平常更脆弱、更容易寂寞。而對老年人來說，這樣的狀況會更加明顯。

不過，反之亦然——當精神狀態變糟，身體狀態也會跟著惡化。這又是什麼樣的情況呢？

比方說，在年輕世代中，因憂鬱症而死亡的原因絕大多數是自殺；如果是老年人，則會因為心情低落不願進食，很快就引發脫水症狀。脫水意味著血液中的水分減少，會使血液的黏稠度升高，更容易引發腦梗塞。

我認為，日本前總理田中角榮的狀況可能就是如此。當然他還有飲酒過量的問題，但是因憂鬱症引發腦中風的例子並不罕見。

此外，**罹患憂鬱症也會使免疫功能下降**，**一次普通的感冒或流感就可能要了性命**。要是演變成慢性憂鬱症，自然殺手細胞（ＮＫ細胞）的活性就會一直處於低落的狀態。

自然殺手細胞能殺死癌症或受到病毒感染的細胞，一旦這種免疫功能大幅降低，就會提高罹癌風險。

為免讓說明變得有些複雜，簡單來說，就是**老年人很容易因為身體的疾病，而導致憂鬱症、或引發譫妄等症狀**。

此外還有不少的誤解，例如「肥胖難以長壽」或是「老年人瘦下來活得比較久」等，都是錯誤的常識，就流行病學數據來看，完全沒有道理。即使站在中醫的角度，也是先看「有沒有好好吃飯」或「飲食狀況是否正常」等現象。

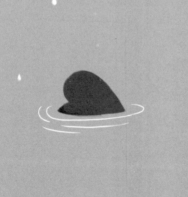

第 4 章

治療
老年憂鬱症

── 抗憂鬱藥物與認知療法

相較於年輕人或中壯年，老年憂鬱症更容易以藥物治癒。
用藥的效果及出現的症狀因人而異、大不相同，
也因此患者與醫師之間的溝通非常重要。
只要注意老年人容易有副作用的問題，以少量服用為原則，
再根據患者特徵合宜調配藥物，即可更安心地使用。
對憂鬱症藥物有一定的認識，
也能避免偏見與恐慌，是一種有效的防治。

「憂鬱症是心靈的感冒」？
——極易陷入惡性循環的棘手疾病

媒體經常說「憂鬱症是心靈的感冒」，除了表示這是一種誰都可能得到的「常見疾病」，也有著「真的拖太久會很危險」的意味。

若是想要消除社會對憂鬱症的偏見，這個說法是恰當的，但也可能因此讓大家覺得，這是一種只要放著就會自行痊癒的小病。

只要是人，都會有躁期和鬱期的變化。偶爾心情低落，也有人覺得不必在意，自然就會再恢復。同樣都是心理疾病，反觀思覺失調症就給人必須一輩子吃藥才能得到控制的沉重感。

然而，**近年來現代精神醫學的主流，已經將憂鬱症視為一種容易形成惡性循環、置之不理就可能惡化的疾病。**

憂鬱症的症狀與惡性循環

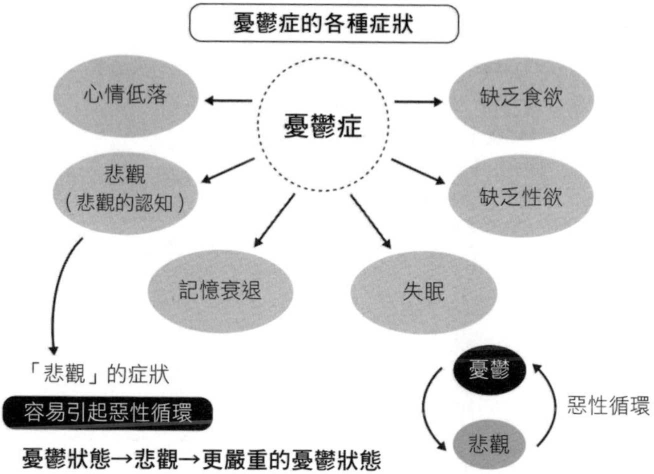

現實中，很多人就是不去理會憂鬱症，讓自己一直處於這樣的狀態，無論過了多久都無法回到職場正常生活，最終導致自殺。

例如，憂鬱症會造成失眠，持續失眠又會讓憂鬱症惡化。如上圖所示，憂鬱症的各種症狀都很容易形成惡性循環。

憂鬱症會使人缺乏食欲，老年人本來就吃得少，加上許多人都不吃肉，而製造神經傳導物質血清素的原料——色胺酸——又多半是肉類才含有，所以更容易導致血清素不足。

尤其老年憂鬱症的根本成因，就是血清素等神經傳導物質的不足，缺乏食欲又會讓神經傳導物質更加匱乏，最後就容易陷入惡性循環。

酒精也是讓憂鬱症陷入惡性循環的麻煩之一。罹患憂鬱症之後，很多人會藉著酒精逃避，老年人也是如此。

然而，酒精會降低大腦中血清素的濃度，如果為了逃避憂鬱症的痛苦而過度沉溺於酒精，只會讓症狀越發嚴重。

健康的人和大家一起開心喝酒，反而能預防憂鬱症，我不認為是壞事；但若是周遭的人一邊說著「開心一點」、「今天就全忘了吧」，一邊鼓勵憂鬱症患者喝酒，就只會讓病情惡化。

因此，**治療憂鬱症的基本原則是不能喝酒**。

再者，一旦罹患了憂鬱症，思考也會變得悲觀，覺得「自己的人生不會再有好事發生了」或是「再這樣活下去也沒用」，進而陷入沮喪的惡性循環。悲觀的想法若不斷累積，症狀就會急轉直下，將患者逼到絕望的邊緣，走上自殺一途。為了避免這個最糟糕的結果，最重要的還是及早治療憂鬱症。

事實上，就如序章所提的新潟縣松之山町（今十日町市）的例子，只要早期發現、早期治療，就能大幅減少老年人的自殺狀況。

憂鬱症也會對大腦造成不良影響，很有可能直接演變成失智症。我已經實際見過好幾個這樣的老人家，因此基於我的經驗，老年憂鬱症是絕對不能放著不管的嚴重病症。

及早治療，終止惡性循環

——在憂鬱中走到生命盡頭，是最大的悲劇

就如先前所提，飲酒會使憂鬱症患者的症狀惡化，而**酒精還有另一個問題是，它會大幅提高自殺的風險**。

有相當多的人都會在臨死之前大量喝酒，然後趁著酒意自殺。一個典型的例子就是日本自民黨A議員的自殺案（一九九八年），當他的遺體在品川區的飯店被發現時，迷你酒吧裡所有的酒類全都成了空瓶散落在地板上。

有鑑於此，獨居的憂鬱症患者若接觸到電視的酒類廣告，也有很高的風險。

此外，最近特別受到注目的，是憂鬱症與外出的關係。

不僅止於老人，幾乎所有的憂鬱症患者都缺乏外出的意願，因此沒有機會沐浴在陽光下。陽光能夠促進血清素的分泌已是眾所周知，在有許多高緯度國

家的歐洲，每到日照時間縮短的冬季，罹患憂鬱症的人數就會增多。為了解決這個問題，當地的光照療法（高強度光療法）早已行之有年。

一直將自己關在暗處，憂鬱症很可能進一步惡化。在第五章會做更詳細的説明，對於憂鬱症的防治來説，這些生活指導是非常重要的。也因此，當然是盡早尋求醫師的幫助比較好。

除了服用抗憂鬱藥物，在憂鬱症的早期治療中，醫師也會給予患者「每天外出散步三十分鐘」或是「不可以喝酒」之類的生活指導。雖然這樣細心體貼的專業治療者意外地少見，但這些叮嚀確實十分重要。

若是早期發現、早期治療的措施能順利推行，以往一直遭到輕忽的憂鬱症就會被視為重大疾病而獲得嚴正關注，使老年患者人數急遽增加，成為至關緊要的社會問題。

但是，與其變成「死氣沉沉的憂鬱老人」，讓自己未來的十年、二十年都活在鬱悶及無力之中，還不如努力成為天天過著快樂生活的老人。這樣一來，在先前提及的QOL生活品質這方面，也會有完全不同的差別。

我一直覺得，帶著憂鬱症走到生命盡頭是人生最大的悲劇。當周遭的人都沒有這樣的感受，本人卻一直活在無盡的痛苦之中，即使是罹患失智症，都不需要經歷這種絕望。

早期發現、早期治療之所以如此重要，就是為了要盡早終止這樣的惡性循環，如此一來不僅更容易治療，預後效果當然也更好。

憂鬱症的不可逆風險
——長期置之不理，神經細胞將無法復原

治療憂鬱症時常用的 SSRI 類藥劑，就如序章所說，是能夠提高突觸間隙中血清素濃度的藥物。

只要服用這種抗鬱劑，症狀通常一到兩週就會好轉，因此憂鬱症才會被認為是單純因大腦血清素不足所引發的疾病。

然而，許多研究者內心還是存著疑問或不解，因為這一類增加神經傳導物質的藥物，本來應該在服下三十分鐘內就會產生效果。如果是因為透過消化道吸收才需要那麼長的時間，改為注射也應該會立刻見效。

興奮劑就是典型的例子，它是藉由急速提高多巴胺的濃度，讓精神變得亢奮，如果劑量再增加，就會產生幻覺。

總之，這類藥劑的生效時間應該是非常短的，那麼對於憂鬱症為何需要一到兩週才會產生效果？針對這個問題所展開的研究，為抗憂鬱藥物的時間滯後成立了許多假設。

目前最有力的假設，是認為憂鬱症並非由神經傳導物質不足所引起，而是缺乏腦源性神經營養因子（brain-derived neurotrophic factor; BDNF）。這種神經滋養因子的減少，使得連接血清素接受器的突觸突起部分變短了。

血清素具有將變短的部分修復回正常長度的功能，這也說明了抗憂鬱藥物為何需要一到兩週才會見效。

此外，現今許多由腦科學擴展到憂鬱症領域的研究者之間最熱門的話題，就是如果**長時間對憂鬱症置之不理，將導致不可逆的風險，使神經細胞突觸變短的突起無法恢復原狀，進而變得越來越短**。

從憂鬱症是阿茲海默症的危險因子來看，我認為神經細胞應該也出現了內部變化。由此可知，如果漠視老年憂鬱症不好好因應，將是超乎想像地危險。所以還是不要排斥藥物，盡早開始服用最重要。

憂鬱防治就是自殺防治

——自殺不是個人選擇，而是被逼到絕境的死亡

在序章和第一章已經討論過自殺的問題，自一九九八年起，日本一年間的自殺人數便超過了三萬人，從此居高不下。

這個非比尋常的數字幾乎是一九七〇年車禍死亡人數最高峰的兩倍，更是近幾年車禍死亡人數的五至六倍以上（二〇一一年車禍死亡人數約四六〇〇人）。

連政府都難得採取了積極的作為，於二〇〇六年一致通過《自殺對策基本法》，內閣更於翌年二〇〇七年通過《自殺綜合對策大綱》做為全國性政策。

應該還有人記得當時問著「爸爸，您睡得好嗎？」的海報和電視廣告，這項活動是特別針對活躍於職場的上班族，宣導失眠可能是憂鬱症的前兆。

在政府的對策大綱裡，自殺也被認定為並非出於個人意志和選擇，而是「被

逼到絕境的死亡」，且明載自殺者生前可能患有憂鬱症等精神疾病。

自一九九〇年後的二十年，自殺防治對策的主軸除了參考芬蘭減少四成自殺率的國家計畫，還配合日本的現狀制定各種措施，使心理健康和精神醫療更貼近大眾。從厚生勞動省開始，各省廳及自治體都建立了各種指導方針及計畫團隊，確實地展開自殺防治。但問題就在於，由誰推動、如何執行仍有些模糊地帶，狀況不順時，很可能只是開了一個對策會議後就草草收場，實際的現場根本就缺乏執行的人力及預算。

比方說，因為早期發現老年憂鬱症，進而執行生活指導的新潟縣松之山町這個成功範例，就確立了「松之山方式」這項能有效預防老年人自殺的對策。此外，**他們還培養了願意陪老人說話的「傾聽志工」，在各地的候診室及老人健康中心等高齡者聚集的地方舉辦傾聽活動，在老年憂鬱症的預防上成效斐然**。

如何實際推廣、拓展這些具體的對策和活動，是需要致力的課題。

「松之山方式」締造的實績是降低了將近八成的老年人自殺率，廣受注目的芬蘭國家自殺防治計畫則減少了四成。由此可知，將關懷重點放在憂鬱症高風險族群的老年人身上，確實能獲致理想的防治結果。

政府對策大綱所訂立的目標，是要在二〇一六年之前比基準年（二〇〇五年）減少二〇%以上的自殺死亡率，換算成實際人數，大約是七五〇〇人。

在日本二〇一二年的自殺人口中，六十歲以上的老年人就占了約一萬二千人，由此推估，只要老年人的自殺率降低一半，就能實現將近八成的目標。

當然，四十歲、五十歲世代等現役工作人口的自殺防治，也是刻不容緩的問題，但從老年人自殺防治已建立有效方法，以及老年憂鬱症更容易用藥物治療等方面來看，現在更不是我們袖手旁觀的時候。

將老年人的自殺視為「生命所剩無幾的人做出的決定，所以無法預防」，根本是錯誤的偏見。只要看到自殺者遺族是如何因為高齡父母或配偶的自殺，遭受重大的心理打擊，我就絕不允許「反正是（相對於現役世代）不工作的無產值人口，少付出一點關注，社會也沒有太大損失」這樣的言論，使憂鬱症老人遭到輕蔑，然後被視而不見。

避免製造「下一個自殺者」

——對於自殺報導，媒體必須審慎自律

在政府提出的自殺防治大綱中，也針對新聞媒體做出了「報導自殺新聞時簡化原因」、「避免詳述自殺方法」等指導方針。

我從以前就一直對日本的新聞媒體，特別是電視台報導自殺案件的方式提出警訊。他們會播出自殺者的遺像及遺書、死者家屬悲傷的模樣、朋友熟人的發言等，努力製造悲劇的氣氛……

然而，媒體對於自殺報導的自律約束，早已是世界性的趨勢。WHO世界衛生組織甚至發布了以下的〈自殺防治：對媒體從業人員的指引〉——

・避免短期內過度報導

・不要將自殺予以光榮化或煽情化

・不要鉅細靡遺地描述自殺方法

・避免實名報導

・**強調自殺的背後經常隱藏著心理疾病，且目前已有有效的治療方法**

日本的新聞媒體不可能不知道這份指引，因此，他們向來的報導方式已經可以說是觸法犯罪了。

從前，在奧地利維也納曾發生多起地鐵自殺案，但自從媒體開始在自殺報導上自律約束，自殺人數便急遽減少。

對於內心抱著「想死」念頭的人，其他自殺者的話題一旦被媒體大肆報導並受到公眾關注，就會變成強烈的信息，鼓動他們果斷地做出「我也去死吧」的決定。著名藝人或名人自殺會引起「模仿效應」，以及近年急遽增加並成為嚴重社會問題的「燒炭自殺」等，都是典型的例子。

如果大眾媒體願意自律，盡量減少自殺報導，至少可以預防「又一個自殺者」的增加。

家屬要有相當的警覺性

——注意老人家太早清醒、熟眠障礙的症狀

一九九八年後，日本的自殺人數之所以急速增加，國家在毫無社會安全網的狀態下，就直接朝向「經濟全球化」發展，應該是一大成因。而這段期間，也正好是失業人口激增的結構性改革時期。❶

這很明顯是政府的責任。相較於從前，自殺人數一舉增加了約一萬人——也就是三成以上。然而，自殺人數在此後仍未見減少，我認為還有一個原因，就是人口的高齡化。

日本的老年人口比例在一九九五年還是一四．五%，到了二〇一〇年已經躍升至二三．一%，而今後這個數字想必還會繼續攀升。

由此可知，老年人的自殺防治非常重要。除了對老年憂鬱症要防患於未然，

即使已經罹患，也要及早治療。特別是老年人，若想早期發現憂鬱症，就要格外注意先前提過的太早清醒、熟眠障礙的症狀。

所以，當長輩抱怨「最近一大早就醒了」或是「晚上醒了好幾次」，千萬不要只是說「年紀大了就忍耐一下」，於是敷衍帶過。**老年人口既然增加了這麼多，家屬和周遭的人也必須具備相當的敏感度，警覺到「這可能是憂鬱症」**。

此外，當老人家認為自己「可能是憂鬱症」而心情低落時，願意主動就醫當然最好，但一般來說，很多人還是對心理疾病懷有偏見，覺得踏入精神科很丟臉而逃避就醫，老年人在這方面的傾向尤其強烈。

也因此，我深切地覺得，未來真的需要更加努力，讓大眾對於老年憂鬱症的發現與治療有正確的認知。

---

❶譯註：結構性改革是由義大利共產黨總書記陶里亞蒂在一九四〇年代提出，並於一九五〇年代被引進日本後，成為打破官僚支配主義的主要核心理論。二〇〇一年之後，自由民主黨總裁小泉純一郎則提倡「沒有聖域的結構性改革」，在社會各領域推動變革。

憂鬱不是因為心性脆弱

——只要缺乏血清素，誰都會得到憂鬱症

談到要喚起大眾對憂鬱症的重視，讓我想起在二〇〇七年九月突然辭職的安倍晉三首相。

從媒體報導中看到他所出現的失眠、體重減輕和抑鬱性發言等症狀，我推測他很可能在第一次的首相任期中得到了憂鬱症。

如果他當時能坦率地公開此事並向醫生求診，而且在恢復健康之後告訴大家：「果然只要覺得自己不對勁，就應該去尋求精神科醫師的協助，醫生開的藥非常有效。」相信大家對精神科的排斥就會大幅降低。

然而，在那之後一年半，某個自民黨大老卻在大分市舉辦的黨縣連大會中說出這樣的話：「現在，學校裡有很多老師都因為憂鬱症而休假，但國會議員

卻沒有人罹患憂鬱症。畢竟，心性太過脆弱是無法承擔這個工作的。」

這裡要再次重申，憂鬱症並不是因為心性脆弱或不夠堅強才會罹患。只要缺乏血清素，任何人都會得到憂鬱症。

這樣的言論讓我非常生氣，在報紙媒體等處提出了強力的反駁。不過，如此無知的只有這個國會議員嗎？政界對憂鬱症向來抱持的偏見有多麼強烈，在這項發言中顯而易見。

或許安倍首相當時也受制於政界的偏見，不肯承認自己得了憂鬱症，只宣稱是「功能性消化不良」（functional dyspepsia）。不過，如果他當時能靜養一個月，立刻接受藥物治療，或許很快就可以重回工作崗位，也有大好的機會讓全國人民了解，**憂鬱症其實是「只要及早治療，就能在短期內治癒」的疾病**。

如此一來，民眾在罹患憂鬱症時，或許就更願意向醫生求助，雖然安倍首相可能遭受在野黨的攻擊，卻也會因此成為國民心目中誠實的好首相。而憑藉他當時的高漲人氣，安倍也無需僅任職一年就下台，自民黨也能更穩固地掌握政權。

每次想到先前日本幾乎每隔一年就要面臨首相輪替的超短期政權，再加上可能也有其他首相因憂鬱症而放棄執政，我就有著深切的惋惜。

或許有人聽了會覺得，「要首相公開自己得了憂鬱症？這不太可能吧。」但是在國外，真的就有這樣的實例。

與安倍首相形成對照的，是一九九七年時的挪威首相謝爾．龐德維克（Kjell Magne Bondevik）。他在成為首相十個月後，就坦承自己罹患了憂鬱症，並停職一個月休養和治療。當他恢復健康、重返職位時，從在野黨到全國人民都為他鼓掌喝采，並給予溫暖的歡迎。

或許是因為「連首相都會得憂鬱症」，消除了挪威人民對於精神科的偏見吧，挪威從原來自殺率比日本還高，變成了自殺人數最少的北歐國家，如今的自殺率還不及日本的一半。

一想到安倍首相如果也做了同樣的事，或許就能夠拯救每年數以千計的同胞，總是讓我覺得遺憾，甚至會希望他就算沒有憂鬱症，也可以這麼做。

老年憂鬱症的藥物治療

——SSRI副作用較少，是突破性的抗鬱劑

在老年憂鬱症的治療上，最具突破性的發展就是SSRI（selective serotonin reuptake inhibitors＝選擇性血清素再回收體抑制劑）這種藥物的誕生。

國外大約在一九九〇年代初期就開始使用SSRI，但日本直到一九九九年才核准使用。比起以往使用的「三環類」、「四環類」抗鬱劑，它的副作用更為溫和，對老年人的影響也比較小。

傳統的抗憂鬱藥物雖然效果甚佳，卻容易有口乾舌燥、排尿不順（尿不出來）、便秘、眼壓上升導致嚴重青光眼等副作用，對老年人來說更是顯著。

這種副作用被稱為抗膽鹼作用，是神經傳導物質之一的乙醯膽鹼與神經細胞受體的連結被阻斷所造成的。再加上人到了七、八十歲，代謝功能退化、體

內含水量下降，身體開始變得乾枯，也更容易受到抗膽鹼作用的影響。

SSRI 只會選擇性地作用於血清素，提高突觸間隙中的血清素濃度，因此副作用較少，但並非完全沒有，有時也會導致噁心想吐或腹瀉。

在我任職浴風會醫院時，曾以高齡老人為對象做過 SSRI 的臨床試驗。美國人服用此藥時，很少有噁心想吐的副作用，而日本人可能腸胃較弱，所以容易出現。如果噁心想吐的狀況太嚴重，就讓患者停藥，要是沒有大礙，SSRI 其實是危害相對較少的藥物。

此外，SSRI 在年輕患者身上會產生自殺風險提高、攻擊性變強的副作用，投藥時必須謹慎小心。對於老年患者，或許是他們服藥的劑量一向很少，就我長期使用此藥的經驗而言，幾乎沒有見過他們出現這些問題。

在 SSRI 普及之前，醫界最常使用的抗憂鬱藥物是前述的三環類、四環類抗鬱劑。

提到三環、四環可能會讓人一頭霧水，這個「環」代表的是包含在藥物分子結構中的苯環數量。苯環在高中化學課本裡經常出現，其六角形的形狀常被戲稱為「龜甲」。

原本就有的三環類抗鬱劑，抗憂鬱效果頗佳，但抗膽鹼副作用也比較強。由於三環類抗鬱劑服用過量會致命，略為溫和的四環類於是登場。只是四環類藥物不僅抗憂鬱效果沒那麼強，還有嗜睡的副作用。

在SSRI出現之前，我也開過許多四環類抗鬱劑，而服用三環類會產生副作用的人，服用四環類時也容易發生。正當我不滿地想著「效果跟期待中差好多啊」，SSRI就出現了。不過，現實中還是有老年人服用三環類、四環類抗鬱劑才有效果，這一點要請大家留意。

此外，有時也會搭配其他抗精神病藥物來輔助，例如舒必利（sulpiride）有助於提振食欲，因此經常運用在老年憂鬱症的治療上。

年輕女性使用SSRI，可能會出現「高泌乳激素血症」（hyperprolactinemia）這種導致停經或未孕卻溢乳的副作用。老年人雖不用擔心這一點，但偶爾會出現類帕金森氏症的行動遲緩，需要加以注意。

一說到副作用，或許有人就會感到害怕，但只要藥物在體內作用，就無法避開它。症狀改善只是好的那一面，畢竟藥物作用於體內的過程實在很複雜。就算只是服用市售的感冒藥，也會有昏昏欲睡的副作用；而含有解熱鎮痛成分的藥物，則會對胃部造成負擔。

當然，這裡還是要提醒一下，並不是每個人服藥都會有副作用。即使老年人出現副作用的情況比年輕人多一點，也只是每十人中約有一人的比例。

用藥的效果及出現的症狀因人而異、大相逕庭，也因此患者與醫師之間的溝通非常重要。既然知道許多憂鬱症患者在用藥之後，症狀都能在短期內明顯改善，就無需太過敏感，否則反而會影響治療。

新世代抗鬱劑不斷登場
——SNRI、NaSSA都適合老年人服用

如今，比SSRI更先進的新一代抗憂鬱藥物出現了，那就是被稱為SNRI（serotonin & norepinephrine reuptake inhibitors＝血清素&正腎上腺素再回收體抑制劑）的抗鬱劑。

相對於SSRI只抑制血清素的再回收，藉此增加突觸間隙內的血清素濃度，SNRI則能同時抑制血清素與正腎上腺素的再回收，使兩者的濃度都提高。

同為三大神經傳導物質之一的正腎上腺素，顧名思義即可得知它與腎上腺素的關係，也因此SNRI不僅具有SSRI的效果，也可以提振精神與活力，並加強積極性。

SSRI會影響肝臟的代謝，如果與其他藥物併用，就容易使體內藥物的濃度

提高，必須謹慎留意；而SNRI在這方面就相對不用擔心。

由於這個緣故，SNRI頗適合老年人服用，但也可能會產生排尿不順、頭痛、心跳加速或血壓升高的狀況，還是需要注意。

另外，像NaSSA（noradrenergic and specific serotonergic antidepressants＝正腎上腺素及特殊血清素抗鬱劑）這種透過全新機制產生作用的抗鬱劑，近來也常為醫界所使用。

無論是SSRI或SNRI，都是透過阻斷未被突觸順利接收的血清素或正腎上腺素被釋放端再回收，來提高這兩種神經傳導物質的濃度；NaSSA則是直接透過新的機制，促進血清素或正腎上腺素的釋出量。

也因此，NaSSA從用藥到見效的時間很短，不容易產生噁心或腹瀉的副作用。雖然會導致強烈的嗜睡，但如果在睡前服用，還能改善失眠，再加上效果溫和，可以說是很適合老年人的抗憂鬱藥物。

如今，已經有各式各樣治療憂鬱症的藥物，相較於從前，也更有空間可以針對症狀和患者體質做出適合的選擇。尤其是SSRI及其之後的新藥，如果使用得當，更能顯著地改善老年憂鬱症。**只要注意老年人容易有副作用的問題，以少量服用為原則，再根據患者的症狀與特徵合宜調配這些藥物，就能更安心地使用。**

此外，許多老年患者會出現「總是身體無力」、「頭痛」、「心跳加速」等「全身不適」（general malaise）症狀，所以很多醫生會開精神鎮靜劑給他們。對年輕人來說，鎮靜劑的副作用充其量就是嗜睡，但因其還有肌肉鬆弛效果，會減弱肌肉的運作，很可能成為老年患者跌倒的原因。

同時，老年人由於身體機能已經退化，需要經由肝臟代謝的藥物半衰期會延長，這會導致他們一整天都處於精神渙散的狀態、或是造成記憶障礙，存在著許多問題。

有鑑於此，我會盡量不讓老年患者服用鎮靜劑。但就像先前所提，如今還是有很多醫生在藥物的使用上沒有那麼謹慎。

老年人的失眠症狀通常都不是睡不著的入睡障礙，而是常在半夜醒來的熟眠障礙，所以即使沒有憂鬱症，很多時候使用抗憂鬱藥物幫助老年人入睡，也有良好的效果。

老年患者的用藥方式有許多細節與要訣必須留意，問題是通曉此道的醫生如今仍是少見。即使如此，SSRI、SNRI 及 NaSSA 這些新一代、次世代抗憂鬱藥物的出現，對老年憂鬱症的治療還是有著劃時代的助益。

生理性的ＥＣＴ電療法

——美國治療老年憂鬱症的首要選擇

除了藥物治療之外，老年憂鬱症還有一項生理性治療法，就是備受注目的ＥＣＴ療法（electroconvulsive therapy＝電痙攣療法、電療法）。大家或許會覺得驚訝，但在美國的醫學教科書中，ＥＣＴ被視為是老年憂鬱症的治療首選。

這其實就是我們過去常說的電擊治療（electric shock），在頭部兩側或前額貼上電擊片，透過電流引發腦部整合性放電，此時身體會有短暫肢體痙攣的現象。

不過，現在的主流是已經改良的無痙攣電療法，治療時除了會全身麻醉，還會注射肌肉鬆弛劑，以避免在通電時造成肢體痙攣，正式的名稱則是m-ECT（modified electroconvulsive therapy）。

傳統的ＥＣＴ在通電引發痙攣時，老年人會特別容易發生肋骨骨折等危險狀況，現在則不需要再有這樣的擔心。從前曾經有人提出「電療可能傷害大腦引發後遺症」的理論，也已經被推翻。

在電影《飛越杜鵑窩》中，有一幕是傑克．尼克遜扮演的主角遭到懲罰執行ECT的情景，有些人或許是因此對電療產生「宛如酷刑般可怕」的印象。然而，現代的電療法既不可怕、也沒有任何痛苦，兼具安全性和有效性。尤其是美國有保險給付的問題，如果患者需要長期服藥，就要考量費用上的負擔，從這一點來看，ECT更具有成本效益上的優勢。

ECT**的另一個主要特點，是對於消除「自殺意念」（心存自殺想法但尚未付諸行動；**suicide ideation）**具有立竿見影的即效性**。基本上，重度憂鬱症患者用藥很難產生良好效果，但透過ECT療法，見效快速時，患者的心情可能在一天之內就立刻轉變。

我在美國留學期間，曾多次見證ECT在實際治療上造就的良好成果，對它「出乎意料的戲劇性療效」大感驚訝，留下深刻印象。

不只是重度憂鬱症，ECT對於身體明明沒有異狀，卻總是懷疑「自己是不是生病了？」的疑病症老年患者，也有不錯的療效。

關於ＥＣＴ是如何對憂鬱症產生效果的，目前仍沒有公認的定論，只能說它在臨床上確實是良好、有效的治療方法。或許是受制於偏見，ＥＣＴ在日本還不能說是普及，但我認為這種療法除了使用於難治性憂鬱症，也是老年憂鬱症可以更積極採行的選擇。

老年憂鬱症的心理治療

——認知療法可以改變「看待事情的角度」

由於老年憂鬱症大多只要用藥就有良好的療效，因此先前的陳述一直以藥物療法為中心。但既然是心理疾病，當然不能排除心理諮商治療。

正如我在第二章詳述的失落體驗，有些思考模式很容易引發憂鬱症或導致病情惡化，如果無視這個部分，堅持「只用藥物治療」，就等於衣著單薄卻想吃藥治好感冒一樣。

目前在憂鬱症的心理諮商治療中，廣受注目的就是認知療法。

以往精神分析的思考模式，會去徹底探究「得到憂鬱症的原因」，再試圖解決那個問題。例如，先是花時間探索出「可能是童年時未得到父母足夠的關愛」這個問題，再幫助患者去面對它。

但這個方法有一項缺點，就是耗時又難以治癒。

相對於此，認知療法則是直接改變「此時此刻看待事情的觀點及角度」，不僅更快見效，也能明顯改善症狀，因此成為美國和日本心理治療的主流。

先前已經提及，一旦罹患憂鬱症，看待任何事物都會變得悲觀和偏狹，導致心情更加低落、憂鬱越發嚴重，於是消沉至極，最後甚至因絕望而自殺。

認知療法的創始人——精神科醫師亞倫·貝克（Aaron Temkin Beck）認為，這種看待一切都滿懷悲觀的「認知扭曲」是需要加以修正的。

例如，有些老人家會想著「我活得太久，已經給家人造成麻煩了」、「腳好痛，可能再也沒辦法走路，我完了」，然後變得越來越悲觀。

「認知扭曲」會讓人否定自己，對未來的想法也只剩下絕望。這樣的憂鬱症患者會頑固地堅持「我已經治不好了」，並且陷入「治得好／治不好」、「能走路／不能走路」，「給家人添麻煩／沒有添麻煩」這種二分法的思考。

認知療法的功能，就是將這種非黑即白、非善即惡的「全有／全無思考」（all-or-nothing thinking），修正成能夠理解凡事都有灰色地帶的思考方式。

只要能將想法轉換成這樣的角度——「既然孫子常過來玩，表示我不見得給家人造成麻煩」、「只要拄著拐杖就能好好走路，要是還有顧慮，也可以坐輪椅出門」，就能顯著改善憂鬱症的症狀。

如同這種二分法思考，對事情的看法偏執、經常覺得自己沒有選擇餘地的人，只要發生一點小事，就很容易罹患憂鬱症。亞倫・貝克將這種思考方式稱為「適應不良思考」，極端化思考和專斷獨行，都屬於這個範疇。

就像有「對身體有益或有害的飲食習慣」，同樣地，也有「對心靈有益或有害的思考方式」，這樣說應該就比較容易理解。當滿腦子都是「對心靈有害」的想法時，除了憂鬱症之外，也容易罹患其他的心理疾病，而且難以治癒。

相反地，如果平常即養成「對心靈有益」的思考習慣，就不容易得到憂鬱症；即使罹患了，也比較不會惡化。

改善老年人的生活環境

——設身處地，緩解他們的孤立情緒

在精神分析的思考模式中，憂鬱症的兩個主要成因是客體失落和罪惡感。如第二章所提，客體失落會形成強大的壓力，如果沒有適當地宣洩情緒並好好處理，就會成為引發憂鬱症的主因。

另一個重要的成因則是罪惡感、自責感。根據老年學專家柴田博的理論，比起一個人獨居，與家人共同生活的老年人意外地反而有更高的自殺率。

這是因為**許多與家人同住的老年人，更容易會有這樣的意識——「我活著是不是給周遭的人添麻煩了？」或者「我這樣是不是錯了？」**

因此，我們更需要傾聽老人家的想法，告訴他們「沒有這種事」，這樣的支持會使他們有截然不同的感受。**這種時候，最需要的是「設身處地、感同身**

受」。只要想像「如果我和眼前的老人家處於相同的境遇，會是什麼感覺？」就能讓老人家覺得「有人了解自己」，從而緩解孤立的情緒。

若是考量老年人的處境，有些人根本就生活在「也難怪會得憂鬱症」的嚴酷環境。許多獨居的老人家身邊連一個說話的對象都沒有，幾乎完全被忽視。

此外，有些地區的老年人能坦然地接受社會救助，但也有些地區的老年人對社會救助仍有強烈的偏見。以我個人的想法，既然在以往年金系統尚未成熟之前，這些老人家就一直和另一伴拚命工作、繳納稅金，年老時若接受社會救助也不是壞事。

就如先前所提，以往的所得稅稅率比現今高出許多，許多人在年輕時繳納了大筆稅金，所以只要把社會救助當成是年輕時所繳稅金的回饋就好。

其實這已經不屬於醫療課題，而是進入社會福利的範疇了。然而，老年人的生活環境若未獲改善，不僅無法預防老年憂鬱症，也難以提升治療效果。

每天只吃同一家店的食物、住在完全不見陽光的屋子裡……僅僅是幫助老人家改善這些狀況，就能對他們的精神狀態造成正面的影響。

照顧者也同樣需要支援

——彼此扶持交流，善用社會照護服務

本書曾數度提到，只要能及早發現憂鬱症，就能維持良好的QOL生活品質。此外，先前也說明了許多老年憂鬱症的相關基本知識，像是老年人的大腦比起年輕時已無可避免地發生變化、憂鬱症容易引發惡性循環等。

而周遭的人是否了解「像譫妄這種看似失智的症狀，只要治好身體疾病就能緩和下來」，也會使後續處理產生很大的差別。

對於老年人特有的心理狀態與疾病，必須要以這樣的視角來思考因應——給予安心感，讓老人家覺得「有人了解自己」，以消除他們內心的孤立情緒。

也因此，**在老年憂鬱症的治療上，家庭擔負的功能非常重要。**

例如，**家人要認真管理藥物，定時讓老人家服用。因為當憂鬱症緩和到一定**

程度，患者會認為自己已經痊癒，就擅自停止就醫或服藥，這不但會有復發的風險，有時還可能出現戒斷症狀。

而老人家是否擁有堅實的「支持者」，也會大大影響憂鬱症的預後狀況。

儘管如此，家屬有時也可能感受到巨大的壓力，尤其是自責感強烈或追求完美主義的家屬，很容易產生「認知扭曲」。我也遇過好些家屬前來諮商的案例，在治療老年人心理疾病的過程中，有時也需要給予家屬支援與協助。

為了盡可能減少心理負擔，一同負責照顧的家人可以聚在一起舉辦「家庭會議」，互相交換情報資訊。

遺憾的是，不只是失智症患者的家庭，因為照護長輩而心力交瘁的家庭多不勝數。很多時候，當年老的父母得了憂鬱症，已經不年輕的中年子女也會連帶成為憂鬱症患者。

根據統計數字，父母在七十幾歲時，罹患憂鬱症的可能性要比失智症高出許多。而且女性罹患的比例較高，儘管自殺人口是以男性居多。

當女性得了憂鬱症，身為她們配偶的六、七十歲男性，絕大多數都是連準備三餐、打掃洗衣這些簡單家事都不會做的人。而他們的子女大約四十幾歲，正處於養家育兒的打拚時期，還要分神照顧憂鬱症的母親和什麼都不會做的父親，許多家屬就在疲於奔命之下，難以承受而崩潰了。

也許某一天，子女接到住在鄉下的老父親打來的電話：「你媽媽最近心情一直不好，現在連飯都不做了。我帶她去看了醫生，醫生卻說她沒事，現在應該要怎麼辦啊……」一切就這樣突然開始了。

或許沒有太多人知道，年過六十五歲若是得了憂鬱症，也可以像先前提及的申請物理性支援一樣，有效利用長期照護險提供的服務。

對於因長期照護而陷入困境的家庭，各地區提供的支援服務都不相同，建議大家可以先向市區町村營運的地域支援中心尋求諮商協助。這是根據《長期照護保險法》所設立，負責協助各家庭處理老人相關生活問題的機構。❷

---

❷編註：台灣目前仍無類似的專職機構，但有各種醫療協助、心理支持和社福、公衛資源可多加利用。董氏基金會心理衛生中心長期推動老年憂鬱防治，www.happyaging.tw 網站上有相關資訊可供查詢。

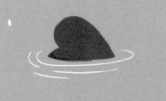

第5章

預防
老年憂鬱症
——應該具備的基礎知識

現今的老年人展現的模樣，已經和昔日完全不同，
到了七十多歲還是很有活力，大腦接受的刺激也很豐富，
但大眾對他們抱持的印象卻未與時俱進地更新。
至今一直悠然享受人生的老人家，
如果突然對喜歡的旅行失去興致，連家門都不出，
覺得「做什麼都嫌煩」，或開始對老後感到不安，
這種認知或行動變化的背後，可能正隱藏著憂鬱症的威脅。

現在的老年人都比想像中年輕

——預防老年憂鬱症的第一個基本概念

在本書的最後一章，我想談談老年人心理疾病的預防。如果從一開始就做好老年憂鬱症的預防，當然更能事半功倍。

但現實的問題是，我們無法肯定這些措施可以預防到何種程度。這是因為憂鬱症具有強烈的遺傳性，藥物對每個人產生的效果也不盡相同。不可否認地，憂鬱症的確是一種非常生理性的疾病。

憂鬱症的成因，並非只是單純的「心理打擊或強大壓力」，因此無論如何宣導防治，也難以定論「這樣做就百分之百不會得到憂鬱症」，實屬遺憾。

無論排除多少壓力，會得憂鬱症的時候就是會得。因此，若能更廣泛地讓大眾理解正確的憂鬱症知識，例如及早消除症狀即可盡快痊癒，病情就不至於加重，變得更難治療，這也是一種預防。

不只是高齡的父母，當身邊的配偶或兄弟等人罹患了憂鬱症，也絕對不要恐慌。只要努力防止狀況進一步惡化，就能避免自殺的風險。

因此，嚴格來說，我著重的並不是預防，而是盡早治療；但是對憂鬱症來說，做好預防和在早期階段消除症狀，兩者缺一不可。

只要看到每二十個老年人中就有一人——也就是五%的比例——會得到憂鬱症，就知道這是多麼容易罹患的疾病。舉例來說，將家中長輩與其他二十位（有困難的話就找十位）老人家比較，如果發現「我們家奶奶顯然看起來最沒精神」，那就要懷疑「可能是憂鬱症」的問題了。

這就是正確認識老年憂鬱症的意義所在。

現今的老年人展現的模樣，已經和昔日的印象完全不同，即使到了七十多歲還是很有活力。除非原本身體就有什麼疾病，否則在這個年齡就對旅行與趣缺缺，或是說出「做什麼都嫌煩」這樣的話，可能就要懷疑是憂鬱症作祟。如果再去醫院做腦部檢查，說不定還會發現是多發性腦梗塞。

先前再三強調，每當老年人開始失去活力，都會被認為「畢竟上了年紀，當然會這樣吧」。**在現今這個連老年人都還上有高堂的時代，大眾抱持的印象卻未與時俱進地更新，未曾注意到他們比從前的老年人還要年輕有活力。**

以一九四五年出生的日本影星吉永小百合❶來說，如此神采奕奕、看來比實際歲數年輕的老人家看似特例，卻意外地可能只是該世代的縮影。換言之，跟她同一世代、常去健身中心運動或是每天游泳的人，其實一點也不少見。

當然，像吉永小百合這樣連容貌都如此凍齡的人確實稀有，但若以生活或行動上的活躍度來看，她並不是什麼特殊的例子。

雖然有個別差異，但基本上現在的七十歲老年人，就跟從前的五十多歲中年人差不多年輕，希望大家要先有這樣的概念。

---

❶編註：有「日本最美女演員」之稱，依然活躍於影壇，其最知名的保養方式為每週游泳二～三次，並勤做其他運動與伸展。

喜歡旅行的爺爺突然不想出門？

——活動度降低，可能隱藏著憂鬱威脅

在以往的年代，五十歲就算是初老。最具代表性的例子，就是漫畫《海螺小姐》（サザエさん）❷中的父親角色——磯野波平。這個人物的年齡設定為五十四歲，在這個漫畫故事開始於報紙連載的昭和二〇年代（西元一九四五～五五年），這個年齡已經被視為步入老年了。

基於這個印象，只要提到七十多歲的老人家，一般人就會想像他們端坐在緣廊邊曬太陽的模樣。但就如先前所說，現在的老年人已經大不相同。

此外，由日本著名的喜劇藝術家植木等在一九六〇年代主演的《日本無責任時代》系列電影，其中的上班族男主角「平均」如果就這樣變老，剛好會在二十五年前日本泡沫經濟的最盛期退休。

從「這一行真輕鬆」（気楽な稼業と来たもんだ；電影主題曲歌詞）的上班族工作退休後，他大概會泡在銀座喝酒、或是跑去打高爾夫球。如果連平均那個世代的老年人都如此活躍，現在七十歲左右、比他小了一個世代以上的老人家就更不用說了。

現在的老年人從服裝到生活方式的追求都有別於以往，也更習慣於消費。如果至今每個月都出外旅遊的老人家，突然不再去旅行、甚至連家門都不出，這種活動度變化的背後，很可能隱藏著憂鬱症的威脅。

到目前為止一直悠然享受人生的老人家，突然喪失行動力、或開始對老後感到不安，很有可能是罹患了憂鬱症，而使他們的「認知或行動出現了變化」。

日本早已不是三十年前那個從農民變成老人的時代，而是轉變成從上班族變成老人的時代。今昔相比，連就業結構都已經完全不同。

在磯野波平這個角色所處的時代，日本的上班族正在急速增加，波平雖然也是上班族，基本上卻有著「從農民變成老人」的鮮明形象，使這個角色的設定顯得有些失衡。

換言之，現今的老年人已不像農業時期那樣，因為重度體力勞動的耗損，而使身體提早出現問題，大腦每天接受的刺激也與以往大為迥異，因此在精神上也顯得活力煥發。

若是從前，老年人的身體可能早早就衰弱到只剩屈指可數的幾年壽命，而如今他們不但體力充足，就算退休後生活環境完全改變，也還有很長的日子要過。當然，這也會使老年人遭遇「客體失落」這項憂鬱症的主要成因。

要確實做好老年心理疾病的防治，除了關注屆齡退休時期，也要留意子女獨立、親人過世等容易引發憂鬱症的事件，就算只是在這段期間多給老人家一點關心，預防效果也會大有差異。我們這個必須守護老人的世代，不只要對憂鬱症、也要對所有的老年人，都有正確的了解與認知。

---

❷編註：《海螺小姐》為日本國民漫畫代表作，自一九四六年～一九七四年連載了六四七七篇。主角海螺小姐是三明治世代的一員，上有父母磯野波平、磯野舟，下有兒子河豚田鱈男。

每個人都是憂鬱症預備軍

——缺乏基本認知，才會對憂鬱症產生偏見

在先前的章節中，我曾經引用某位自民黨大老説過的這番話——「學校老師太軟弱了才會得憂鬱症，政治家中就一個也沒有。」

當然，這樣的發言毫無根據，在任期中自殺的國會議員光是在戰後就有七人，據稱其中也有人生前可能罹患了憂鬱症。也有數據顯示，自殺人口中高達五～七成患有憂鬱症，因此不能斷言國會議員就不會得到憂鬱症。

甚至還有些藝人在電視上大放厥詞：「只要好好工作就能治療憂鬱症。」一直有大言不慚的人在製造這樣的偏見，實在讓我憤怒不已。

之所以會冒出這麼多惡劣的言論，都是因為有著根本上的誤解，以為「心理脆弱的人才會得憂鬱症」。

也因為憂鬱症患者會被貼上「無能」的標籤，使得他們更不願意及早治療，只想拚命隱瞞病情，最後導致惡化。一旦缺乏基本認知，就會產生這種偏見。

我在本書中再三強調，**憂鬱症是一種生理性疾病，會得的時候就是會得，所以完全不需要羞於就醫。**

當然，不只是老年憂鬱症，即使是中壯年或更年輕世代的憂鬱問題，也同樣需要得到更廣泛的理解。

雖然政府為了防止自殺率攀升，已開始推行一連串全國性的憂鬱症宣導活動，但最重要的課題，還是要讓社會大眾都能對憂鬱症有正確的認知。

例如，有工作的人一旦拿到憂鬱症的診斷書，公司就不能輕易辭退他，一旦因辭退對方而使其自殺，公司就必須承擔各種相關責任。

但是，很多人明明得了憂鬱症卻不敢去就醫，每天都處在「好痛苦不想去公司」的不穩定狀態，很快就會成為公司優先資遣的對象。

憂鬱症患者也很容易陷入自責的情緒，畢竟他們大概也自覺到造成了公司及同事的麻煩。即使早早接受公司資遣，在辭職後治好了憂鬱症，也很難重新就業，除了謀職原本就不易，也是因為一般人對憂鬱症仍存有相當的偏見。

況且，誰都不能保證辭職之後，一定能治好憂鬱症。即使認定是「個人責任」而被公司放棄，往後對經濟問題和未來發展所抱持的不安，也可能加重憂鬱症的病情。結果有不少人就此惡化成重度憂鬱，走上自殺一途。要是本身或周遭的人對憂鬱症有正確的認知，再搭配良好的照護制度，或許有很多人就不需要因此辭職。

缺乏正確的認知，也容易讓人因為「事不關己」而漠視、忽略。只要知道每個人都會得憂鬱症，就會明白包括自己在內，家人及身邊的人都有可能成為患者，這不應該是我們漠不關心的問題。

意外、車禍、犯罪、災難、生病、公司業績惡化、調職、外派、戀愛、家庭、繼承財產、鄰里交誼、人際關係、升職卻無法勝任、失敗挫折……至今一直還算順利的人生，或許哪一天就會突然遭遇憂鬱症侵襲的危機。

若是要落入那樣的處境才能感同身受，就已經太遲了。

額葉老化讓想法僵化

——越來越無法容許灰色地帶的存在

隨著年齡增長，大腦額葉就會逐漸萎縮——這種「生理性的宿命」會發生在每個人身上。

額葉是主管思考、意欲、理性及性格的部分，對於細微的情感與情緒尤其具備高度的判斷力。

換句話說，相對於主掌悲傷時哭泣、吵架時生氣等原始情緒的邊緣系統，額葉管控的則是更高層次的「人性」部分。

當額葉開始萎縮，所表現的特徵之一就是思考變得「偏執獨斷」。

例如，將人明確地分為朋友或敵人，即使是多年的至交好友，也會因為對方違反約定、或是一點金錢糾紛等引起誤解或摩擦的小事，就覺得「無法原諒他，再也不想見到他」，因此與對方決裂，變成了完美主義者（也具有遇到一點小事就放棄的負面特質），任何事都一定要分出對錯。

一個人能夠接受白與黑之間的灰色地帶，在專業上則稱為「認知達到成熟」。雖說是灰色，卻具有從近似白色到幾近黑色的無限可能，能依照事件程度在思考上展現更多彈性，就是「認知達到高度成熟」的象徵。

順帶一提，對於在三一一大地震中，東京電力的福島第一核電廠事故造成的輻射外洩問題，日本全國基本上都處在認知成熟度極低的狀態。

「就算只有微量，也無法準確得知長期下來會造成多少影響。」連這種程度也被判定成「危險」，再加上「政府和東京電力一直都在說謊，讓人無法信任」這種憤怒的情緒，使各界的議論更顯紛擾混亂。

這就是非黑即白、不是安全就是危險，毫無思考灰色地帶的典型例子，從中也可以看出要求「零風險」的人非常之多。

然而，就連自然界中也存在著輻射，想要過著「完全沒有輻射的生活」是不可能的，就連搭飛機出國，也會讓人暴露在相當的輻射量之中。

雖然聽來殘酷，但人民是否寧可繳交大筆稅金以完全消除輻射污染、或為了實現「零風險」的目標無上限地投入金錢，或許目前都還缺乏共識。總而言之，在這個議題上可以容納多少灰色地帶，應該由當事者的福島縣和他縣等全國人民認真討論，之所以無法做到，都是因為只用幾秒鐘就做出結論的新聞媒體推波助瀾，降低了日本人的認知成熟度。

核能發電是危險或安全的討論會變得如此偏激，除了認知療法所說的「認知扭曲」之外，別無其他原因。

話題回到老年人身上，當額葉開始萎縮，從前一向能容許灰色地帶的人，會慢慢變得無法接受，進入「想法沒有彈性」、「成了老頑固」的狀態。

正如本節最初所提，**當人上了年紀，額葉開始因老化而萎縮，個性多少都會更為偏執，再加上過去累積的知識與經驗，也更容易專斷獨行。**

當情況更為嚴重，進而出現「認知扭曲」時，不但容易罹患憂鬱症，罹病後也較難痊癒。由此可知，認知面的預防非常重要，在日常的生活習慣中，也需要像下一節介紹的那樣，改變大腦的使用及思考方式。

培養「或許有可能」的思考模式

——「專家絕對不會錯」，這種想法很危險

本書的讀者中，應該有許多正為高齡父母煩惱的中壯年世代。

對於老年憂鬱症，特別是想要防止自殺、遠離失智症時，最重要的就是早期發現、早期治療，這在先前已提過多次。

不過為了預防憂鬱症，還有一件事務必要請四十、五十多歲（當然六十多歲也是）的讀者一起實踐。

那就是——**努力避免容易引起認知扭曲的「思考老化」**。

而其中一個要點，就是培養不隨意論斷的「或許有可能」思考模式。

這是什麼意思呢？例如，聽到電視上的專家學者說「明年匯率將有機會推升到一美元兌六〇日圓的高點」，不要未經思考就「這樣啊」地全盤接受，而

是要想像「或許會升值到五〇」、「說不定歐債危機也會燒到日本，結果貶到一〇〇」的可能性。

或者，聽到「停止核能發電會造成電費上漲，導致製造業撤離日本」這種悲觀的論調，能試著提出「說不定反而促進綠能技術的大舉普及」、「天然氣相關產業可望興起」、「東京電力以外的公司或許會再度開發核電」等更多的可能性。

透過積極尋找這些「不同的想法」，能夠更加擴展我們的思考空間。全盤接受新聞媒體的論點，只會讓想法逐漸僵化。如果經常將那些言論當成「正解、真理」，還洋洋得意地向他人炫耀，思考很可能就開始老化了。

此外，當人上了年紀，往往只會閱讀固定作者的書籍。

老年人往往有這樣的狀況：「最近不太讀書了，但是一定會看五木寬之的書。」還有中壯年世代會「反覆閱讀池波正太郎的文庫」。❸雖然這會帶來安心及放鬆的感覺，但**如果要防止「思考老化」，當然要多閱讀與自己的主張或價值觀完全相異的書籍。**

這樣在閱讀時，就可以提出「絕對不是如此」的反論，或是試著思考「這些人到底想做什麼」、「原來還有這種替代方案」。

舉例來說，如果自己是右派，可以試著閱讀左派的書籍；如果是激進派，就閱讀保守派的代表性讀物。

類似「跨太平洋夥伴協定」（TPP）這類的新聞議題，也可以分別閱讀贊同和反對兩方論點的書籍，來活化自己的思考。

無論是何種觀點的書籍，通常都不會陳述對己方不利的事實，因此多接觸相反的意見，對大腦是很好的刺激，說不定還會因太過震撼而改變想法。

當然，這些書籍會提出許多與自己觀點不符的意見，而引起情緒的反彈，這也會使平時沒有思考習慣的人，想努力提出反論。

一般來說，大家都只會閱讀與自己觀點相符的書籍，但是刻意主動去挑戰敵方的主張，反而更能有效地預防「思考老化」。

尤其很多老人家每天都只是茫然地看著電視度日，從預防「思考老化」這一點來看，實在難以提供太多的刺激。

御茶水女子大學的名譽教授外山滋比古曾經提出「即使成人了，最好還是繼續讀書」的建議，但是對於老年人，他則強調與其讀書吸收知識，還不如組一個老人辯論會表述想法，反而更有幫助。

❸編註：五木寬之和池波正太郎皆為日本知名作家，前者以小說、隨筆、歌詞創作為主，後者則以時代與歷史小說聞名。

「忍耐」會使人老化

——無論幾歲，都要誠實面對自己的欲望

當年齡隨著歲月增長，欲望也會逐漸減弱，不僅食欲和性欲會降低，連成功欲或支配欲這類社會性的欲望也會跟著消退。

但是，欲望是人類賴以生存的基本能量來源，只要我們活著，它就絕對不會無用。

認為「年紀大了就應該無欲無求」，其實是很大的誤解，不要因此刻意忍耐、勉強自己。當人壓抑自己的欲望，就會變成一個「什麼事都不想做」、「做什麼都覺得無趣」，失去積極性和好奇心的老人。

其實，管控這些重要欲望的功能，也是由大腦的額葉負責。

人體的機能幾乎都是「不用就會退化」，若是刻意地壓抑欲望，不讓額葉

有活躍的機會，也會加速大腦的衰退。

欲望，是激發我們產生動力和意願的最大誘因，無論是食欲也好、性欲也好，都不要太過壓抑，才能延緩額葉的老化。

具體來說，就是誠實地面對「想吃美食」、「想和年輕女性交朋友」、「想被好男人珍惜」等等的欲望。

但是，這並不意味著要被欲望支配，淪落到去偷竊或性騷擾，那根本是對欲望不做任何控制。

雖然必須遵守社會的規範，至少誠實面對自我的欲望，對保持大腦的年輕是很重要的。所以，最好不要給自己套上太嚴苛的道德枷鎖。

例如，有人認為結婚後還和有好感的異性單獨出去吃飯就是外遇，有人則認為只要沒有越過上床這條界線就不算出軌。

雖然不是要逼大家接受自己無法認同的事物，但是完全壓抑這些欲望，被「不能和另一伴以外的異性去吃飯」等道德感束縛住，會讓每天的生活變得乏味，也無法帶給額葉任何刺激。

無論幾歲，「想讓異性覺得自己很帥（漂亮）」的想法，是讓身心保持年輕的重要條件。若是過度束縛對方，讓另一伴變得完全不在意身材及外表，反而會讓彼此都不幸福。

此外，像是「想要名牌服飾或手錶」這種物質欲望，也會帶給額葉刺激。有機會來一趟海外購物旅行，升級一下對自己的犒賞也未嘗不可。

為了滿足這些欲望，思考「自己該怎麼做」，於是努力去賺錢或做其他事情，都能有效預防思考老化。即使只是一場小小的約會，也是需要動腦筋做好安排的，像是「先去餐廳吃飯，再去百貨公司……」

有些人年輕時很注重外表，上了年紀之後，即使穿著的衣服可能很高級，卻總淪為一成不變。或許是因為思考老化，讓他們無心去想每天要怎麼穿搭，但如果還想滿足自己的欲望，即使上了年紀也應該不覺得麻煩。

不要過度壓抑自我欲望，就預防老年憂鬱症而言，也是非常有效的方法。

人際往來、照顧孫子、社群軟體……

——創造讓長者找到生活目標的環境

日本的老年人很容易落入孤立的處境，尤其是男性。

有不少退休在家的丈夫，每次看到妻子要出門就會說「那我也一起去」。看看這些就算被妻子嫌煩卻還是趕也趕不走的「黏妻族」，就明白一輩子只為工作而活的男性，在退休後有多麼無處容身。

那麼，女性就沒有問題了嗎？當然不是。就如先前所說，自殺的老年人雖然以男性居多，但女性卻更容易罹患老年憂鬱症。

此外，一直抱怨「頭痛、腰痛、身體某處不對勁」等疑病症狀，而變成「逛醫院症候群」成員的老年人也不少。

這些老人家的共通點，就是人際關係的貧乏。喜歡和大家四處開心旅行的老人家，其實不太會有疑病狀況。

對老年人來說，「**維持良好的人際關係**」是非常重要的課題。

長年在企業工作、最後屆齡退休的男性，是否能保持日常中的人際往來，像是讓別人「想打麻將或高爾夫球時，會記得打電話給他」、「有聚餐一定要找他」，對心理健康會有深刻的影響。

退休後加入本地或社區團體的活動，也是應該積極建立的人際網絡。換句話說，**如何構築一個能維持原有關係、又能創造全新聯繫，幫助自己找到生活目標的環境，對老年人來說非常重要。**

以生活目標來說，我推薦的是「照顧孫子」。

現今有很多女性，即使有了小孩，也基於經濟因素必須繼續工作。尤其母親若是高學歷女性，這種趨勢更加明顯，自然會委託祖父母或外祖父母照顧孫子、孫女。

我以前擔任考試指導研討會的代表時，就見過許多代替忙碌雙親「教育孫子」的老年人。現在六、七十歲的老人家，擁有大學學歷的比例較以往增加許多，很多人還有過陪孩子參加國中會考的經驗。

像我母親這樣，沒有上過大學也培養兩個兒子考上東大的「教育媽媽」，在老年人之中一定也為數不少。

我曾經收到一位祖父級讀者的來信，他說雖然他自己和孩子的聯考結果並不理想，但是「最近讀了和田教授《考試在於訣竅》這本書，絕對要讓孫子這一代在大考中雪恥」。

老一輩的祖父母頂多給人可以教教國語或數學的印象，但考慮到時代的變遷，如今的程度已經高出許多。

此外，比起初次養兒育女的年輕父母，祖父母是已有經驗的過來人，會更為熟練、更有餘裕。即使那是失敗的經驗，也可以讓父母和祖父母做為重新反思的參考。

現今六、七十歲的老年人仍然精力充沛，有能力做的事要比從前的老年人增加許多。因此，安排、改善老人家身邊的環境，讓他們都能找到「自己的人生價值」，確實值得重視。

此外，從當前的潮流來看，「臉書」、LINE之類的社群軟體在老年人之間已經普及、風行，這樣即使幾十年過去，也很容易找回以前的兒時玩伴、大學同窗和老朋友，或是遇見興趣相投、志同道合的夥伴。

由此思考，社群軟體對老年人來說真是革命性的服務。社會若能積極地利用這種機制，也有助於創造讓老年人免於孤立、活得神采奕奕的環境。

努力過著「有益大腦的生活」

——防止引發憂鬱的生理性變化

書中已經強調多次，憂鬱症是一種比一般認知中更為生理性的疾病，深受大腦健康狀態的影響。所以對老年人來說，如何努力過著「有益大腦的生活」，是非常重要的課題。

如果將大腦的各種老化現象與憂鬱症的關連做個整理，結果如下：

・**額葉的老化（萎縮）**——會使得意欲、好奇心減退，難以控制情緒，觀點和想法變得偏激，對於「存在灰色地帶」的認知成熟度降低，出現容易導致憂鬱症的思考。

・**血清素等神經傳導物質的減少**——憂鬱症是血清素減少所引發的疾病，就算只是暫時減少，也會有活力降低、焦躁憂慮等不適現象。

・**腦動脈硬化**——導致自發性低下等憂鬱症狀。

・**男性荷爾蒙減少**——雖然男性荷爾蒙是由睪丸分泌，但需要大腦發送「分泌」的指令，當腦下垂體接收到了，便會命令睪丸開始分泌。男性荷爾蒙若減少，就會失去積極性，容易感到憂鬱或注意力不集中。

為了盡可能預防這些會引發憂鬱症的生理性變化，需要從飲食作息等處開始改善生活習慣。

例如，年輕時即使過著日夜顛倒、嗜酒如命等有害大腦的生活，隔天頂多只是有點記憶衰退、腦袋恍惚、注意力渙散，不會立刻造成嚴重問題。

但是，如果四十歲以後做同樣的事，就有人會因為之前列舉的大腦變化而引發憂鬱症。**我們往往都是在年輕時被叮嚀「吃飯要營養均衡」或是「睡眠不足有害健康」，其實人過中年以後，錯誤的生活習慣更容易造成負面影響。**

順帶一提，即使有些老人家抱怨「睡不好」或「無法入睡」，但醫生要開安眠藥給他們時，又會強烈地抗拒。如果真有睡眠障礙，服藥促進睡眠對大腦也比較有益。為了預防憂鬱症，其實不需要對安眠藥抱持太極端的偏見。

吃粗食無法有效增加血清素
——享用美食的幸福體驗，可預防情緒老化

隨著年齡增長，不僅食量變小，還有很多人開始吃粗食，這也是導致血清素不足的主因之一。

必需胺基酸之一的色胺酸（tryptophan）是合成血清素的物質，富含於許多肉類之中，因此平時若食用肉類，就可以避免因材料不足而無法製造血清素。

即使以補充劑補充血清素，也會因為血腦屏障的機制，無法讓所有養分到達大腦。因此，透過飲食適當地攝取肉類非常重要。

聽到「攝取肉類」，可能有人會擔心膽固醇過高或代謝症候群的問題。然而，從我身為精神科醫師的角度來看，膽固醇是將血清素運送到大腦的工具。

事實上，膽固醇高的人較少罹患憂鬱症，即使得了也比較容易治療。況且，代謝症候群對身體不好的「常識」有其誤區，而粗食較佳更是迷信。❹

在老鼠或水蚤的動物實驗中，經常處於飢餓狀態確實能延長牠們的壽命，但是回到人類身上，卻幾乎沒有忍著不吃想吃的食物就能夠長壽的證據。相反地，全球相繼有研究報告顯示，微胖的人活得更久。

首先，**「享用美食」這種幸福的體驗，可以提高身體免疫力、預防情緒老化，同時不易罹患憂鬱症。無論從營養學或精神醫學來看，忍著不吃東西都是無法輕忽的危險行為。**

所謂代謝症候群的預防對策，僅僅只是預防與動脈硬化相關的疾病，在芬蘭甚至有調查數據顯示其效果並不可靠。

曾有人以四十歲前後的管理職為對象分兩組進行實驗，一組執行嚴格的健康管理，另一組則放任不管，結果前者自殺、罹患癌症與心肌梗塞的案例反而更多。

由於這項實驗是連膽固醇指數在內都嚴格控制的健康管理，至少應該要能抑制動脈硬化而減少心肌梗塞，但這些數據卻沒有降低。看來除了動脈硬化，心肌梗塞的成因應該還要多加考慮，例如壓力問題就是其一。

不過，有一點可以肯定的是，如果徹底力行代謝症候群的預防對策，大腦中神經傳導物質就會減少，而容易導致憂鬱症及加速老化。

❹審訂註：代謝症候群目前仍只是一群容易導致心血管疾病的危險因子的總稱，而非是一個單一因子，所以在應用上仍應依其所具有的各個危險因子進行說明。根據科學研究，目前雖然仍認為高膽固醇與憂鬱症具有關連性，但兩者的關係複雜，不宜簡單推論。舉例來說，有研究指出憂鬱女性身上的ＨＤＬ高密度脂蛋白濃度通常較低；但憂鬱男性身上則是ＬＤＬ低密度脂蛋白濃度反而較低。

抗老，同時也能抗憂鬱

——保養臟器，對容貌和大腦都有助益

接續先前所說，相對於攝取粗食，「享用美味的食物、展露自然的笑顏」，這樣的體驗則可以刺激額葉。

有鑑於情緒的老化是從額葉開始，如果捨棄對於美味和飲食的興趣，反而有更高的危險性，會加速身心衰退。

當然，毫無限制的暴飲暴食或極端失衡的偏食，絕對有害健康，但是「年紀大了，吃粗食對身體好」的說法，就如先前一再強調，是明顯的偏誤觀念。

此外，鋅等微量元素對男性荷爾蒙來說是不可或缺的。維生素或酵素等營養素的平衡若遭到破壞，也會使代謝變差，還可能引起慢性過敏，使細胞膜長期發炎而加速老化。慢性過敏尤其會引起腸子的發炎反應，細胞膜發炎加速氧

化，會使養分難以到達細胞。

各位知道人體內有八〇％的免疫細胞都在小腸嗎？隨著人體老化，對於因細胞反覆複製分裂而增生的「劣質細胞」，也會更沒有能力加以消除，進而造成免疫低下，提高罹癌的風險——這是法國抗衰老醫學權威克勞德・蕭夏博士（Dr. Claude Chauchard）提出的理論。

一提到抗老，大家首先想到的就是容貌，其實臟器也是重點。**臟器的抗老更能延緩人體老化，其結果也會顯現在容貌上，而我當然認為對大腦也有助益。**

我的診所近來引進了蕭夏博士的抗老對策，因為我相信肌膚及容貌等外表的年輕活力，與大腦的年輕活力也有關係。

根據蕭夏博士的飲食習慣理論，**肉類的消化及吸收時間以上午最佳，因此在早餐及午餐吃肉，對肝臟的負擔較小，也能抑制細胞發炎。**富含維生素及酵素、能促進代謝週期的生菜，可以在午餐時充分攝取。

在傍晚吃甜食，會因胰島素的分泌活躍而不易發胖。晚餐則應該盡量少吃肉類，並且在夜晚這個利用排泄處理體內老舊廢物的時間帶，攝入大量水分，以便順利排泄。

至於其他的食物，優酪乳可以平衡腸道細菌，並改善因慢性過敏引起細胞發炎而惡化的腸道環境；初榨橄欖油以抑制細胞發炎的功能受到注目；紅酒則以絕佳的抗氧化作用而聞名。

此外，除了飲食習慣，注射肉毒桿菌除皺讓容姿恢復青春，不但能滿足自愛，也能提升心理層面的自信。抗老不僅有助於預防憂鬱症，對維護心理健康也有益處。

還有一點需要注意的是喝酒的方式。上了年紀之後，很多人會開始飲用少量酒類做為生活調劑與樂趣，若是和一群人開心小酌，可以有效消除壓力，但絕對要避免像年輕時那樣，瘋狂地玩鬧和拚酒。

有酒精依賴症的老年人出乎意料地多，但就如先前所提，酒精是憂鬱症患者的禁忌，它會消耗血清素，使憂鬱症惡化，並增加酒醉後自殺的風險。

散步・運動・曬太陽

——有意識地養成增加血清素的生活習慣

血清素是色胺酸在代謝過程中於腦幹中央的縫核裡所生成的物質。腦幹在胚胎學上是最「古老」的大腦，擁有自主神經系統中樞等部分，負責維持基本生命機能。

「古老」的大腦，換句話說就是「原始的、動物性的大腦」。如果我們一直悶在房間裡久坐、或沒有獲得充足的睡眠，就很容易減弱它的功能。

此外，**血清素是藉由光的刺激所生成，因此要盡可能多出門曬曬太陽**，養成這個重要的生活習慣。

有工作或在公司上班的人，會因為通勤及外出有許多接觸陽光的機會，退休之後，經常外出的老年人和總是宅在家裡的老年人，就會出現很大的差別。

我們常說「清晨散步對健康有益」，因為這是一個能夠增加血清素的生活習慣。如果經常曬太陽，到了夜晚，與睡眠密切相關的褪黑激素也會增加，可以有效提升睡眠品質。

此外，**進食的時候有節奏地咀嚼，或隨著廣播體操進行節奏固定的輕度運動，也能促進血清素的生成**。當然，體內首先要有足夠的色胺酸做為材料，因此需要攝取足夠的肉類。

年輕時，太陽曬得不夠或缺乏運動相對來說危害較少；一旦年歲增長，就越需要接觸陽光，散步及運動也變得更為重要。

上了年紀之後，對於房間的照明，也有許多人因為「安穩、放鬆」，而喜歡間接照明這種昏暗的光線，但基於對身體的影響，還是再明亮一點比較好。

改變觀點，消除「認知扭曲」

——停止二分法思考，放下滿分主義

在本書中，我強調老年憂鬱症是一種偏重於生理性因素的疾病，因此提出的防治對策也是以生理性的方法為主。但是近來，第四章曾經介紹的「認知療法」——使患者改變觀點及角度，則被認為不僅可以治療憂鬱症、避免使病情急速惡化，同時也有預防的效果。

認知療法強調的是消除「認知扭曲」。例如，先前曾介紹的二分法思考，會立即將他人分為敵人和朋友，在這種情況下，原本視之為友的人若是批判自己，就會被解讀為「既然不是朋友，那就是敵人」，改而將對方歸類為敵人。

然而，**如果能夠容許灰色地帶，就會將對方視為「雖然是朋友，但也會批判自己」的存在**。

將朋友視為敵人，就等於失去了一個朋友，會導致客體失落而消沉受挫；但若能承認灰色地帶的存在，就不致如此沮喪抑鬱。只要停止二分法的思考，對於憂鬱症就有積極的預防效果。

除此之外，我們還會出現另一些有害心靈的負面思想：

- 擅自論斷別人內心想法的「**讀心術**」
- 任意決定未來的「**占卜術**」
- 一點小事就過度反應的「**破滅觀**」
- 只要有一件壞事，都認為全盤皆壞的「**過度泛化**」（例如碰到一個性格差勁的東大畢業生，就認為所有東大人的性格都很差勁）
- 「應該這樣、必須那樣」，強烈自我規範與限制的「**should 思考**」……

如果有這些問題，最好在罹患憂鬱症之前及早修正過來。然而電視上的浮淺論調及資訊節目評論者的發言，都因為簡短易懂更容易引起觀眾共鳴，使得這樣的思考方式越發盛行。因此，我認為電視節目實在有害心靈。

此外，順利時認為是自己的功勞，失敗時也認為自己該承擔所有責任，這樣的「**自我連結**」也是不利於心理健康的思考模式。像是公司的專案企劃，不太可能只因為自己的努力就大獲成功，或是僅僅被自己影響就完全失敗。

最後，**不僅是老年人，包括中壯年在內，最好也放下完美主義和滿分主義。如果不能接受自我能力的衰退，抱著「不是滿分也無妨，只要及格就好」的想法，就很容易因為強烈的缺陷感而導致憂鬱症**。要是再加上二分法的思考，陷入「不是滿分就是零分」的問題思維之中，更會提高罹患憂鬱症的風險。

隨著年齡增長，改變思考模式也是預防憂鬱症的重要方法之一。

自家附近有好的精神科嗎？

——收集資訊做好準備，也是一種預防

如果覺得家中的爺爺、奶奶可能有憂鬱症，應該要到哪裡尋求協助，想必會讓人感到疑惑。

遺憾的是，日本人對於精神科仍有相當程度的心防，優秀的名醫也不多，能確實治療老年憂鬱症的醫院或醫師到底要上哪兒去找，病患家屬會覺得不安也是理所當然。

在現今這個據稱每二十人中就有一人得到憂鬱症的時代，人們往往會透過口耳相傳得知「那位醫師很棒」或是「這家醫院不行，只會一直開藥給你」之類的消息。再加上網路上的資訊良莠不齊，人們雖然需要正確的知識，但這其中卻也包含了大量的個人經驗。

本書不會明確指出哪些醫院是好是壞，但**只要有開設老年精神科門診的醫院，都建議可以去求診**。只是老年精神科還是有地域性限制，並非隨處都有。

此外，可以事先查詢自家附近的哪些醫院有評價良好的精神科。只要願意花點時間，應該能收集到不少資訊，例如醫生是否會仔細傾聽、或日間看診是否親切等。

打聽之後或許會發現，符合需求的醫院離家裡很遠，但這一類的不利訊息若能及早得知，也能在預防上做更好的處理。**與其等到狀況發生時才慌亂失措，提前做好準備要理想得多。如果明白要就醫不是那麼容易，平時對待老人家的態度應該也會有所轉變吧！**

國立精神．神經醫療研究中心的認知行動療法中心主任大野裕教授（雅子妃的主治醫師）認為，「最有效的認知療法，是消除對藥物的偏見。」如果對憂鬱症藥物有一定的認識，就能避免不必要的恐慌，也是一種有效的防治。

正如先前一再提及，在日本，六十五歲以上的老年人只要罹患憂鬱症，也能申請長期照護險服務，若得知這項資訊，就可以及早因應處置。

醫生帶給老人家的心理撫慰

——候診室裡都是健康老人，才是好醫院

先前曾經提及，在自殺防治上展現顯著成果的新潟縣松之山町，是讓負責基層醫療的地區醫師在第一線治療、照顧老年患者。

這些每天診療老人家的內科醫師，藉由學習精神科的知識而做出適當的處置，大幅降低了老年憂鬱症的罹患率和自殺率。

一般老年人對於精神科的心防比較強，因此經由普通內科開出SSRI處方的情況要更多。此外，由於老人家經常會抱怨身體的症狀，身心門診也有不少老年患者前來就醫。

所以，老年憂鬱症或疑病症並非一定要精神科醫師才能診治，重要的是醫生能否親切地對待病人。

「這個藥吃了那麼久都沒有效果，會不會是因為憂鬱症？」只有醫生願意仔細傾聽患者、認真診療，才能提早發現這個可能。

雖然這很正常，但是如果有診所願意耐心傾聽老人家説話，自然也有並非如此的診所。

稍微偏離一下主題，在過去老人看診還是免費❺的時代，候診室裡擠滿老人的醫院及診所都會遭到媒體大肆抨擊。

「裡面全都是看起來很健康的老人，簡直是醫療浪費。」每次聽到這種言論，我都非常不悅。

候診室裡擠滿健康的老人，這是理所當然的事。

老人家不像我們，只有在感冒、骨折或心肌梗塞時才會到診所看病。他們主要是每週來拿一次降血壓藥或降血糖藥，既然是慢性病，外表看起來當然是健康的。

如果每個來到診所的慢性病患者都顯得虛弱不堪，表示醫生若不是用藥過度的庸醫，就是根本沒有好好治療患者。每個來看門診的患者都健康有活力，是醫

術高超的證明。

「醫生藉著開藥給健康老人賺大錢」，這樣的言論完全是一種污衊、誤解及偏見，如果候診室裡的老人家看起來都很健康，反而代表這是一間好醫院。

有一個笑話是：「今天○○先生沒有來耶？」「聽說他好像感冒了。」在失智症的門診中，確實有很多「因為感冒所以今天沒被帶來看診」的患者。

明明完全不了解老年患者的狀況，卻擅自說出這種自私武斷的言論。

此外，雖然被指責是浪費醫療資源，但這對於老人的心理健康確實有很大的助益。

只是跟醫生聊個一兩分鐘、測量一下血壓，就能讓很多老人家因此獲得「有人了解自己」的高度安全感。

當年齡增長，會漸漸失去讚美自己和可以依靠的對象，或是身邊完全沒有氣味相投、可視為同我族類的人，也就是那些「支持自愛的存在」。所以老年人在這種情況下，很容易將醫生理想化。

也因此，才會有很多老奶奶認為「現在我只能靠醫生了」。儘管會有醫療資源浪費的問題，但是比起讓老人家躲在家裡變得完全孤立，或是被奇怪的宗教洗腦最後受騙，這樣都要好得多了。

我認為，醫生為老年人看診這件事本身，就能為他們的心理健康做出貢獻。

---

❺譯註：日本在一九七三年曾修正《老人福祉法》，並引進老人醫療費公費負擔制度，也就是老人醫療費全免。但一九八三年《老人保健法》施行之後，該制度即被廢止，改為公費加各種醫療保險的部分負擔方式。

找到一位「心靈的家庭醫師」

——在超高齡社會美好生活的秘訣

即使在過去老人醫療費用全免的情況下，還是會出現候診室全滿的醫院，以及老人家根本不願意靠近的醫院。

而其中最重要的影響因素，就是醫生這個角色。

一位能輕鬆地鼓勵病人、問候他們「最近還好嗎」的醫師，會讓「只要看到醫生的臉就變得健康」的患者蜂湧而至。或許就是因為醫生認真地傾聽患者說話，才導致候診室人滿為患，必須耗時等待。

由於經常接觸，醫生一看就能知道眼前的患者是否比平時沒有精神、或是比先前缺乏食欲，也能建議患者「要不要試著申請長期照護險服務」。

一位能讓自己信任、並進行全面性診療的家庭醫師，其必要性無需贅述，而更理想的情況，就是再擁有一位「心靈的家庭醫師」。當然，如果能在精神科診所找到這樣的醫師，那就再好不過了。

有時候是四、五十歲的兒女罹患了憂鬱症，和主治醫師建立了深厚的信賴關係，然後主動詢問：「其實我們家奶奶出現了這種情況……」這樣當然更有助於後續的諮詢與診療。

本書雖然針對老年憂鬱症——老年人的心理疾病——做了詳細的解說，但是，**尋找一位能夠全方位診療老年人的家庭醫師（包含精神科在內），才是在超高齡社會中能夠美好生活的重要秘訣。**

編者附錄

老年憂鬱症的基礎知識

生理病因		・神經傳導物質血清素隨著年齡增長而減少 ・腦梗塞後遺症、多發性腦梗塞引起 ・與阿茲海默症、血管型失智症合併發生 ・大腦功能退化：額葉退化、腦動脈硬化、閾值降低等 ・身體機能衰退，更難適應環境變化 ・老年人身心連結強烈，心理和生理症狀會雙向惡化
心理病因		・失落體驗（失去所愛與依賴的對象—配偶、親人、密友、指導者等） ・自愛喪失（能力衰退、認同危機和角色地位的落差，失去愛自己的能力） ・擔心生病、失智、失能、沒錢……等各種生活不安 ・社會價值觀對於年老與老人的否定
常見症狀	憂鬱症狀	・抑鬱、悲觀、沮喪、悶悶不樂、精神運動性遲滯
	焦躁不安、靜不下來	・精神運動性興奮（好辯、煩躁、焦慮、坐立難安） ・極度焦躁時可能有衝動性自殺
	假性憂鬱（身體化疾患）	・胸悶、胸痛、腰痛、腸胃不適、全身酸痛無力 ・心悸、呼吸急促、沒有食欲 ・常被視為疑病症，找不到生理病因而成為「逛醫院症候群」；檢查身體後若無異常，可試著服用抗憂鬱藥物
	失眠	・半夜醒來多次，或是清晨四、五點就醒來，有熟眠障礙 ・需要和先前的睡眠狀態比較、或協同其他症狀判斷，才能確定是一般老年失眠、或是老年憂鬱

	日落症候群	• 從傍晚開始出現整晚不適的現象，無法平靜或行為異常
	認知改變	• 開始對老後感到不安、開口閉口都是抱怨 • 覺得自己老糊塗、沒用了，何必活這麼久 • 思考失去彈性、變得偏執獨斷
	活動度降低、意欲低下	• 消極懶散、失去活力、比平時更沒精神 • 注意力無法集中，對外界毫不關心 • 以前常外出旅行購物、現在每天都宅在家……
	記憶力衰退（假性失智）	• 記憶力一落千丈，例如原本會做的事突然忘了該怎麼做 • 大腦運轉不如以往靈活，出現類似痴呆的狀態
	妄想（假性失智）	• 被害妄想（大家都討厭我、只有我被排擠） • 三大妄想 疑病妄想─明明沒有生病，卻一直覺得自己病了 有罪妄想─將所有事情都歸咎於己 貧困妄想─執著於對金錢的不安 • 嫉妒、迫害妄想（指責配偶出軌）
治療方法	藥物治療	• SSRI、SNRI、NaSSA 等新一代抗鬱劑 • 三環類、四環類抗鬱劑 • 有時會搭配舒必利等其他抗精神病藥物來輔助 • 家人要認真管理藥物，定時讓患者服用
	生理治療	• ECT 電療法
	心理治療	• 認知療法：改變看待事情的角度，培養有益心靈的思考習慣

	生活指導	• 不能喝酒 • 每天外出散步、接觸陽光 • 改善老年人的生活環境，避免過於單調、孤立
	情緒安撫	• 給予安心感，讓老人家覺得「有人了解自己」，以緩解孤立的情緒 • 老人家情緒激動時，要以安撫情緒為優先，盡可能溫和地給予回應
	照顧者支援	• 照顧者可一起召開家庭會議，交換情報資訊 • 善用社會照護資源和服務
預防知識	改善生活習慣	• 維持人際往來，創造讓長者找到生活目標的環境 • 養成睡眠充足、飲食均衡、作息規律的正確生活習慣 • 散步、運動、曬太陽、攝取足夠肉類，以促進血清素生成 • 保養臟器、維持腸道健康，避免過度飲酒
	預防思考老化	• 培養「或許有可能」的思考模式、閱讀觀點與自己相異的書籍 • 不要勉強忍耐，誠實面對自己的欲望 • 放下二分法思考和滿分主義等負面想法，消除認知扭曲
	建立基本認知	• 破除對憂鬱症患者和藥物的偏見，了解人人都可能罹患憂鬱症，老年憂鬱可藉由服藥明顯改善 • 現在的老年人都比想像中年輕，旁人要提高警覺性和敏感度，不要將憂鬱症狀輕忽為老化現象 • 事先收集醫療資訊，找到「心靈的家庭醫師」 • 讓老年人不會因環境變化而被奪走「現在還能做的事」，並且盡量延續、維持住這些能力 • 建立以老為尊的社會，善用老人的力量，使其成為擁有前人智慧、並且對社會貢獻良多的存在

假性失智和失智症的差別

	假性失智（憂鬱症狀）	失智
成因	憂鬱症引起的類似失智症狀	大腦異常老化，導致各種機能受損
記憶力、活動力	注意力散漫、對外界失去關心，而使記憶力一落千丈；意欲、活力明顯衰退	記憶障礙明顯；失去活力、開始發呆，慢慢變得安靜沉默
情緒	持續憂鬱、悲觀	沒有明顯憂鬱，可能因故暴怒
妄想	• 被害妄想 • 三大妄想（疑病、有罪、貧困） • 嫉妒、迫害妄想	• 被偷妄想（媳婦或鄰居偷了他的錢） • 嫉妒、迫害妄想（指責配偶出軌）
日落症候群	有（從傍晚開始出現整晚不適的現象，無法平靜或行為異常）	有
病識感	有。對自己的健忘症狀感到焦慮不安，因而主動求診	無。對自己的能力衰退沒有自覺，認為不是痴呆，只是記性差了一點
症狀發展	可能急速惡化，甚至是突然劇變	症狀很少急速惡化，很長時間才會發病
症狀起始點	能清楚界定出「是從○月左右開始變得奇怪」	很難確認「是從何時開始發生」
發病到就醫時間	比較短	拉得長
用藥	SSRI 類等抗鬱劑	愛憶欣等延緩失智症狀之藥物
	• 若無法確定是否為假性失智，可先服用抗憂鬱藥物，若症狀好轉即能確認 • 愛憶欣也可改善活力低下的症狀，對假性失智產生效果，有時較難判別	

Carer 1

他是憂鬱，不是失智了

———老年憂鬱症，難以察覺的心病

作者 —— 和田秀樹
譯者 —— 楊詠婷

責任編輯 —— 郭玢玢
協力編輯 —— 樸明潔
封面設計 —— 耶麗米工作室
內頁設計 —— 季曉彤、耶麗米工作室

總編輯 —— 郭玢玢
社長 —— 郭重興
發行人兼出版總監 —— 曾大福
出版 —— 仲間出版／遠足文化事業股份有限公司
發行 —— 遠足文化事業股份有限公司
地址 —— 231 新北市新店區民權路 108-3 號 8 樓
電話 ——（02）2218-1417
傳真 ——（02）2218-8057
客服專線 —— 0800-221-029
電子信箱 —— service@bookrep.com.tw
網站 —— www.bookrep.com.tw
劃撥帳號 —— 19504465 遠足文化事業股份有限公司

印製 —— 通南彩印股份有限公司
法律顧問 —— 華洋法律事務所 蘇文生律師

定價 —— 340 元
二版一刷 —— 2021 年 4 月
二版二刷 —— 2023 年 1 月

國家圖書館出版品預行編目（CIP）資料

他是憂鬱，不是失智了：
老年憂鬱症，難以察覺的心病

和田秀樹著：楊詠婷譯／
-- 二版 . -- 新北市：仲間出版：遠足文化發行，
2021.4　　面：　公分 . --（Carer：1）

ISBN 978-986-98920-5-6（平裝）

1. 憂鬱症　2. 老年精神醫學

415.9518　　110004316